PRÉCIS

DE

PROPHYLAXIE

PRATIQUE

PAR

Le Dr Marcel DELAMARE

MÉDECIN-MAJOR

DE L'ÉCOLE MILITAIRE DE L'ARTILLERIE ET DU GÉNIE

> « Il est plus facile d'empêcher cent
> personnes de contracter une maladie
> que d'en guérir une seule lorsque le
> mal est déclaré. »
>
> ROCHARD.

PARIS

GEORGES CARRÉ, ÉDITEUR

3, RUE RACINE, 3

1894

PRÉCIS

DE

PROPHYLAXIE PRATIQUE

> Guérir, c'est bien; prévenir, c'est mieux. Préserver, maintenir et améliorer la santé en faisant une guerre acharnée aux germes infectieux par une prophylaxie bien entendue, tel est, à notre sens, le rôle le plus utile du médecin.

PRÉCIS

DE

PROPHYLAXIE

PRATIQUE

PAR

Le Dr Marcel DELAMARE

MÉDECIN-MAJOR
DE L'ÉCOLE MILITAIRE DE L'ARTILLERIE ET DU GÉNIE

> « Il est plus facile d'empêcher cent
> personnes de contracter une maladie
> que d'en guérir une seule lorsque le
> mal est déclaré. »
>
> ROCHARD.

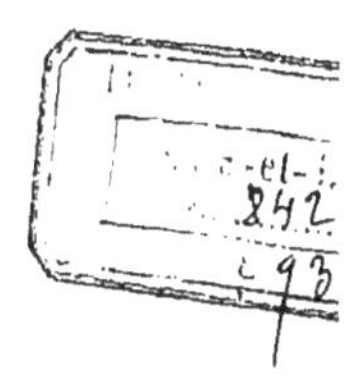

PARIS

GEORGES CARRÉ, ÉDITEUR

3, RUE RACINE, 3

—

1894

AVANT-PROPOS

Cet ouvrage est le résumé de nos observations personnelles et des notes que nous avons prises dans diverses publications périodiques sur tout ce qui a paru au sujet de la prophylaxie, depuis une dizaine d'années, c'est-à-dire depuis que les études bactériologiques occupent une si large place en pathologie générale.

Nous avons aussi mis à profit les excellentes leçons de M. le médecin-inspecteur général Colin, notre éminent maître d'épidémiologie, et celles de M. Vaillard, à qui nous devons nos quelques connaissances en bactériologie. Qu'il nous soit permis d'exprimer ici toute notre gratitude à ces deux savants professeurs du Val-de-Grâce.

Nous avons cru devoir, dès le début de ce travail, indiquer certaines mesures générales d'antisepsie médicale et de désinfection par deux notices, auxquelles le lecteur sera renvoyé fréquemment, les prescriptions qu'elles renferment s'appliquant à presque tous les cas.

Pour étudier ensuite la prophylaxie de chaque maladie en particulier, nous avons suivi l'ordre très rationnel de la nomenclature adoptée pour la statistique médicale de l'armée [1] en ajoutant des numéros *bis* pour quelques affections qui ne font pas partie du cadre de la nosographie militaire.

La prophylaxie est *l'art de préserver*, *de maintenir et d'améliorer la santé*. Par ce modeste opuscule nous espérons contribuer à la vulgarisation des mesures préventives que comporte cet art appelé de plus en plus à sauver des milliers d'existences.

Ce livre s'adresse *à tout le monde* au même titre que tous les ouvrages d'hygiène ; mais il pourra tout particulièrement rendre service aux praticiens et aux autorités chargés de diriger le service sanitaire dans les collectivités, telles que casernes, lycées, prisons, grandes administrations, vastes ateliers, etc. On y trouvera rapidement les moyens pratiques d'enrayer ou de prévenir une épidémie quelconque.

« C'est, du reste, dit M. J.-L. Championnière, une caractéristique de la science moderne qu'on commence à faire des efforts considérables pour la prévention des maladies. On comprend d'autant mieux cette intervention préventive que l'étude des fermentations et des phénomènes de la vie nous apprend combien il est plus sûr de prévenir le développement d'une fermentation ou d'une

---

[1] *Instruction du 9 juin 1888.*

évolution microbienne que de l'arrêter une fois le développement commencé. »

N'est-il pas plus facile, en effet, comme l'a fort bien fait remarquer M. le Prof. Rochard, d'empêcher cent personnes de contracter une maladie que d'en guérir une seule lorsque le mal est déclaré?

« La prophylaxie, c'est la paix armée, c'est-à-dire la véritable sécurité. La thérapeutique, c'est la guerre avec toutes ses déceptions ou, tout au moins, avec ses résultats douteux. » (L. POINCARÉ [1].)

Guérir, c'est bien; prévenir, c'est mieux. Faire une guerre acharnée aux germes infectieux par une prophylaxie bien entendue, tel est, à notre sens, le rôle le plus utile du médecin.

9 *août* 1893.

Dr M. DELAMARE.

[1] Voy. *Géographie médicale*, préface, par L. POINCARÉ, professeur à la Faculté de médecine de Nancy.

TABLE ANALYTIQUE DES MATIÈRES

SECTION I

PROPHYLAXIE DES MALADIES GÉNÉRALES

SECTION II

PROPHYLAXIE DES MALADIES DU SYSTÈME NERVEUX

SECTION III

PROPHYLAXIE DES MALADIES DE L'APPAREIL RESPIRATOIRE

SECTION IV

PROPHYLAXIE DES MALADIES DES APPAREILS CIRCULATOIRE ET LYMPHATIQUE

SECTION V

PROPHYLAXIE DES MALADIES DE L'APPAREIL DIGESTIF

Importance de l'antisepsie buccale et nasale..... 174

SECTION VI

PROPHYLAXIE DES MALADIES VÉNÉRIENNES DE L'APPAREIL GÉNITO-URINAIRE

SECTION VII

PROPHYLAXIE DES MALADIES DU SYSTÈME LOCOMOTEUR

SECTION VIII

PROPHYLAXIE DES MALADIES DES YEUX ET DES OREILLES

SECTION IX

PROPHYLAXIE DES MALADIES DE LA PEAU

SECTION XIII

PROPHYLAXIE DES ACCIDENTS DES PLAIES

SECTION XIV

PROPHYLAXIE DES ACCIDENTS PRODUITS PAR L'ACTION DIRECTE DE LA CHALEUR OU DU FROID

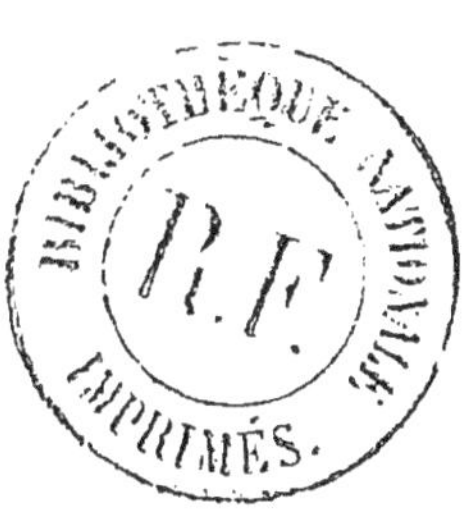

PRÉCIS

DE

PROPHYLAXIE PRATIQUE

NOTICE N° 1

DE L'ANTISEPSIE MÉDICALE

La contagion est fonction d'un être animé, et l'on doit, en général, considérer les maladies infectieuses comme peu diffusibles et véhiculées par un intermédiaire autre que l'air atmosphérique (mains, linges et divers objets souillés). Les sécrétions pathologiques sont particulièrement dangereuses (desquamation, dans les fièvres éruptives ; expectoration, dans la diphtérie, la coqueluche, la phtisie pulmonaire ; flux diarrhéique, dans la fièvre typhoïde, le choléra, la dysenterie et tout ce qui sort visiblement des malades). « Ce sont ces sécrétions qu'il faut atteindre par l'antisepsie au moment même de leur apparition, si l'on veut faire toujours de la bonne et facile prophylaxie [1]. »

Isolement. — En ville, comme à l'hôpital, on isole le mieux possible les personnes atteintes d'affection contagieuse. Les malades contagieux qui entrent à l'hôpital doivent être transportés au plus tôt dans des voitures spéciales, et être conduits dans une salle d'isolement, après

---

[1] Voyez *Archives de médecine militaire*, t. XV, p. 461, « Généralités sur les maladies contagieuses du soldat, » par Ch. Burlureaux.

avoir reçu du linge et des effets spéciaux en échange de leurs vêtements qui sont portés de suite à l'étuve, ou désinfectés par les vapeurs de soufre. L'entrée dans les chambres des contagieux doit être interdite à toute personne étrangère au service.

DURÉE DE L'ISOLEMENT. — La durée de l'isolement sera comptée à partir du début de la maladie (premier jour de l'invasion) ; elle sera : de quarante jours pour la variole, la varioloïde, la scarlatine et la diphtérie ; de seize jours pour la varicelle et la rougeole ; de vingt et un jours pour la coqueluche après cessation des accidents et enfin de dix jours pour les oreillons après la disparition des symptômes locaux (Dr Ollivier). Ces conclusions ont été adoptées par l'Académie de médecine (1893).

PERSONNEL. — Le personnel attaché au service des contagieux doit être muni de vêtements protecteurs (blouses ou sarraux), qui sont tous les jours passés à l'eau bouillante ou, mieux, à l'étuve à vapeur. « Toutes les fois que les infirmiers ou gardes-malades quittent le service pour se rendre soit à la cuisine, soit au réfectoire, ils doivent faire une désinfection complète des mains, les savonner avec une brosse à ongles et les laver dans une solution de sublimé au 1000e. Ils doivent également laisser dans le service les blouses et pantalons de toile. Les appareils de nettoyage et les solutions nécessaires sont tenus en permanence à leur disposition, dans l'office du service des contagieux. » (LINON.)

PROPRETÉ DES CHAMBRES. — Éviter la poussière, ne pas balayer, mais passer un linge mouillé sur les objets, la literie, le plancher. Les murs seront désinfectés de temps à autre, à l'aide d'un vaporisateur contenant une solution phéniquée à 2 pour 100 ou une solution de sublimé au 1000° Les tapis et les rideaux seront supprimés.

Literie. — Quand le malade sera guéri, les objets de literie seront passés à l'étuve à vapeur sous pression. Les matelas, préalablement défaits, seront soumis à la même opération ou désinfectés par l'acide sulfureux. Les châlits en fer et les sommiers seront désinfectés par une solution de chlorure de zinc (Linon).

Convalescents. — Les convalescents, avant de sortir, seront eux-mêmes désinfectés par deux ou trois bains savonneux suivis d'une friction générale avec une solution de sublimé au 1000° portant sur le cuir chevelu. Au sortir du bain, ils recevront leurs effets bien désinfectés. Le linge et les vêtements qu'ils quittent seront immédiatement portés à l'étuve à vapeur, ou, au moins, soumis à des fumigations sulfureuses.

Soins de propreté des malades. — La propreté personnelle des malades, lavage de la figure et des mains, *antisepsie buccale*, à l'aide de pulvérisations phéniquées ou boriquées, sera assurée par les personnes chargées de donner des soins.

Mobilier. — Il doit être tenu dans un état de propreté parfait. Les crachoirs des malades et les vases de nuit sont vidés deux fois par jour, à moins d'ordre contraire du médecin traitant ; ils sont lavés à l'eau bouillante additionnée de cristaux de soude et désinfectés avec la liqueur de Saint-Luc passée avec un pinceau. Les crachoirs doivent être garnis au quart de la liqueur de Saint-Luc. Les chaises inodores doivent être lavées avec soin à l'intérieur et à l'extérieur toutes les fois qu'elles ont servi à un malade, et désinfectées, comme ci-dessus, à la liqueur de Saint-Luc.

Les déjections des malades seront reçues dans des récipients contenant toujours d'avance un peu de solution antiseptique.

« Les ustensiles de cuisine à l'usage des malades, assiettes, verres, fourchettes et cuillers, doivent être nettoyés avec soin après chaque repas.

« Le lavage de cette vaisselle nécessite une véritable désinfection ; elle est faite dans l'office du service des contagieux. L'opération comporte deux lavages : 1° un bain dans un baquet d'eau bouillante ; 2° lavage à l'eau chaude et cristaux de soude. »

TEMPÉRATURE DES SALLES ET AÉRATION. — « La température des salles doit être maintenue à 15° centigrades au minimum, de jour et de nuit, dans le service des contagieux. L'aération et la ventilation sont entretenues par l'ouverture des fenêtres, suivant la direction des vents, et aux heures prescrites par le médecin traitant. »

LINGE SALE. — L'échange du linge des malades en traitement se fait tous les jours, à une heure de l'après-midi. Le linge sale est déposé dans des caisses en tôle galvanisée qui sont passées immédiatement à l'étuve et, de là, portées à la buanderie, où le linge est plongé dans un bain antiseptique.

Les infirmiers chargés de porter le linge sale à l'étuve

désinfectent, en même temps, leurs effets personnels. La toile imperméable recouvrant les paniers est plongée dans le bain antiseptique de la buanderie.

Les objets de pansement hors de service seront brûlés[1].

[1] Voyez, au sujet de l'antisepsie médicale, *Archives de médecine militaire*, t. XV, p. 395. « L'antisepsie dans les hôpitaux militaires, » par LINON, médecin-major de première classe.

NOTICE N° 2

LES DÉSINFECTIONS

Cette notice, extraite du règlement de 1889 sur le Service de Santé de l'armée, résume d'une façon remarquable la technique des désinfections.

Moyens de désinfection. — Les moyens à mettre en œuvre pour obtenir les désinfections sont :

1° L'incinération ;

2° L'ébullition dans l'eau pendant une demi-heure ;

3° Le courant de vapeur d'eau à 100° ;

4° Le courant de vapeur humide sous pression, entre 112 et 115° ;

5° Les solutions aqueuses d'acide phénique à 5 pour 100 et à 2 pour 100 ;

6° La solution aqueuse de bichlorure de mercure à 1 pour 1000 ;

7° Le lait de chaux à 20 pour 100 ;

8° La solution de crésyl à 5 pour 100 et à 2 pour 100 ;

9° La solution aqueuse de sulfate de cuivre à 2 pour 100 ;

10° Les solutions aqueuses de chlorure de zinc à 5 pour 100 et à 2 pour 100 ;

11° L'acide sulfureux.

Agents physiques. — Les désinfections par les trois premiers moyens peuvent se faire dans des appareils improvisés, et la manière de faire, toujours simple, ne comporte pas d'explications.

Le quatrième moyen exige une étuve avec générateur à vapeur sous pression; la désinfection par ces étuves sous pression se fait avec une grande perfection, et la manière de procéder est réglée par une instruction spéciale, à laquelle on doit se conformer strictement.

AGENTS CHIMIQUES. — La manière de faire des solutions n'exige de précautions spéciales que pour celles du sublimé. La solution de bichlorure de mercure ne doit se faire que dans des vases en terre vernissés, en fonte ou en tôle émaillés, en dissolvant dans l'eau bouillante 1 gramme de sel marin et 1 gramme de sublimé par litre. Cette préparation, faite à l'avance, s'altère; elle doit être employée dans les vingt-quatre heures.

On augmente le pouvoir désinfectant des solutions phéniquées ou celui du sublimé par l'addition de 1 gramme d'acide tartrique ou d'acide chlorhydrique par litre. Le mélange de la solution de sublimé à 1 pour 100 avec celle d'acide phénique à 50 pour 100 est un désinfectant très énergique.

Pour éviter des méprises, toutes les solutions contenant du sel mercurique doivent être colorées par l'addition d'une solution alcoolique à 1 pour 200 de bleu d'aniline, à la dose de 40 gouttes par litre de liquide désinfectant.

Les solutions antiseptiques ne doivent jamais être renfermées dans des bouteilles à vin ou à liqueur, ni dans des bidons ou des récipients servant aux boissons, mais dans des flacons de verre blanc portant une bande circulaire et une étiquette de couleur orange bien apparente avec l'inscription : *Poison*, en gros caractères.

Pour préparer le lait de chaux, on fait d'abord déliter

de la chaux maigre ou grasse, de bonne qualité, en l'arrosant petit à petit avec la moitié de son poids d'eau. On
obtient de la sorte une poudre qui peut être conservée
quelque temps dans un récipient soigneusement bouché
et placé dans un endroit sec. Un kilogramme de chaux,
ayant absorbé 500 grammes d'eau pour se déliter, a acquis
un volume de 2 lit. 20, qu'il suffit de délayer dans le
double de son volume d'eau, soit 4 lit. 40, pour obtenir
un lait de chaux à 20 pour 100. Le lait de chaux ne peut
conserver ses qualités désinfectantes que dans un vase
bien bouché et pendant peu de jours.

Les émulsions de crésyl se font comme les autres solutions aqueuses et aux mêmes doses que l'acide phénique ;
elles sont à préférer lorsqu'il s'agit, à la fois, de désinfecter et de déguiser de mauvaises odeurs.

La désinfection par l'acide sulfureux se fait au moyen
de la combustion du soufre dans un local parfaitement clos.
Il est, avant tout, nécessaire de rendre les clôtures hermétiques, en recouvrant les joints des portes et des
fenêtres par des bandes de papier collé ; on place ensuite
sur le sol un certain nombre de réchauds ou de récipients en poterie grossière, de $0^m,15$ à $0^m,20$ de diamètre,
et de $0^m,04$ de profondeur, contenant, au maximum,
250 grammes de soufre en canon concassé. Si le sol de
la chambre est planchéié, il est indispensable, pour éviter l'incendie, d'interposer un lit de sable de $0^m,25$
d'épaisseur sous chaque réchaud. Le nombre des réchauds doit varier suivant le cubage du local, de façon
que la quantité de soufre soit de 30 grammes au plus,
20 grammes au moins par mètre cube. On enflamme le
soufre à l'aide de copeaux de bois ou de papier, de l'al

cool ou d'une mèche de tonnelier, en commençant par le foyer le plus éloigné de la sortie ; on se retire rapidement, pour éviter de respirer des vapeurs irritantes d'acide sulfureux qui se dégagent aussitôt, et on ferme hermétiquement la porte de sortie ; par prudence, et pour la rapidité, il convient d'employer deux hommes à cette opération. Au bout de trente-six heures, la désinfection est terminée ; on ouvre le local, on y établit des courants d'air, et on ne doit y séjourner qu'après une heure de large ventilation.

MODE D'APPLICATION DES PROCÉDÉS DE DÉSINFECTION AUX DIVERS OBJETS. — Il faut se garder de secouer des vêtements et des effets ou des objets de literie infectés, afin de ne pas disséminer dans l'air des poussières et des germes infectieux : tout matériel suspect doit être transporté dans des draps imbibés d'une solution phéniquée faible ou dans des récipients hermétiques.

Les désinfecteurs chargés des manipulations d'objets infectés doivent être couverts d'une calotte et d'une longue blouse, qui, aussitôt après leur travail, sont enlevées, passées à l'eau bouillante, à l'étuve, ou immergées dans une solution antiseptique.

Les EFFETS DE TOILE OU DE COTON, tels que chemises, bonnets, caleçons, chaussettes, cravattes, mouchoirs, serviettes, torchons, tabliers, bourgerons, pantalons de treillis, draps de lit, alèzes, taies d'oreillers, etc., sont susceptibles d'être parfaitement désinfectés par l'immersion dans l'eau bouillante ou dans une solution de sublimé, d'acide phénique, de sulfate de cuivre ou de chlorure de zinc. Après une immersion complète, pendant une demi-heure, il ne reste plus qu'à lessiver les objets par les procédés habituels.

Les EFFETS DE LAINE, tels que tuniques, capotes, pantalons, chaussettes, chemises, ceintures, gilets; les objets de literie, tels que : couvertures, matelas, traversins, oreillers, édredons, etc., sont susceptibles d'être désinfectés par la vapeur sous pression, par la vapeur sans pression, par l'immersion dans un liquide désinfectant et par la sulfuration.

Avant de les soumettre à l'action de la vapeur, il faut imbiber, avec de la lessive de soude ordinaire, les taches de vin, de graisse, de sang ou de pus. Il faut préserver, à l'aide de flanelles, les objets à désinfecter de tout contact avec les parties métalliques des appareils, pour éviter les taches de rouille. Enfin, on prend aussi toutes les précautions nécessaires pour que le matériel à désinfecter ne soit pas souillé par l'eau de condensation.

La désinfection des effets de laine par les bains antiseptiques exige une immersion de quarante-huit heures, et il ne faut pas ici aciduler les solutions par l'acide chlorhydrique, car cet acide compromettrait la solidité des tissus.

Les objets de literie, tels que matelas, traversins, édredons, ne peuvent être désinfectés par immersion sans être défaits. Pour les découdre on asperge à fond les enveloppes avec une solution antiseptique, puis on lessive celles-ci à part; la laine et le crin animal sont immergés, pendant deux heures, dans le bain désinfectant, puis lavés à grande eau et séchés; la plume est soumise à la sulfuration et le crin végétal brûlé.

Les objets en drap, les tuniques, les capotes, les pantalons peuvent aussi se désinfecter par une simple immersion d'une demi-heure dans l'eau bouillante; mais ce procédé ne doit être appliqué ni aux couvertures de laine, ni aux flanelles.

La sulfuration peut s'appliquer à la fois aux vêtements de laine, de coton et aux objets de literie; cependant, la couleur de certains tissus peut être altérée par cette opération. Les objets sont étalés dans un local bien clos, de 40 à 50 mètres de cubage, sur des triangles en bois ou des cordages scellés au mur, à 2 mètres au-dessus du sol, et exposés aux vapeurs sulfureuses pendant trente-six heures; au sortir de ce local, les effets sont aérés pendant deux ou trois jours, afin de dissiper l'odeur de soufre, puis lavés, s'il y a lieu, et les matelas refaits.

Les toiles cirées, les objets en cuir [1], en peau ou en bois collés a la colle forte, ne doivent être désinfectés ni à l'étuve ni à l'eau bouillante; il faut se contenter de les lotionner avec les solutions antiseptiques ou les sulfurer.

Les objets sans valeur, tels que paille, foin, chiffons, papiers, pièces de pansement, décombres, fumiers et débris d'animaux ou de végétaux, doivent être incinérés : dans un foyer, si leur volume le permet; ou, dans le cas contraire, hors des habitations, en se conformant aux

---

[1] Les képis sont très bien désinfectés par une immersion de quinze minutes dans une solution phéniquée au 100° maintenue à une température de 40° (Vaillard).

règlements de police. L'incinération des substances peu combustibles, telles que le fumier, n'est possible qu'après un arrosage avec du pétrole.

Les MEUBLES EN BOIS, cadres, glaces, sont désinfectés à l'aide de pinceaux ou de linges imbibés de solutions fortes, ou bien soumis à la sulfuration. Les meubles capitonnés peuvent être aspergés avec le spray phéniqué, puis essuyés.

Les VOITURES et les WAGONS sont désinfectés par les mêmes moyens que les locaux et les meubles : on lave, avec des solutions désinfectantes, le sol, les parois, les coussins, soit à l'aide d'éponges, de pinceaux, de brosses, soit à l'aide d'un jet d'eau par une pompe à main, ou par un réservoir placé à quelques mètres au-dessus du sol.

Les LOCAUX sont désinfectés par des lavages antiseptiques ou par la sulfuration.

Pour les lavages, on retire les étoffes et les meubles qui sont désinfectés à part, comme il est dit plus haut; puis on imbibe à fond, avec une solution antiseptique, le plafond, les murs, les boiseries, les portes, les fenêtres et, enfin, le plancher à l'aide de pinceaux, de lavettes, d'éponges fixées au bout d'un bâton, ou à l'aide d'un pulvérisateur spécial [1]. Il faut faire pénétrer le liquide dans les fentes et les joints; les surfaces doivent être assez

---

[1] La désinfection des locaux par la solution acide de sublimé au 1000°, ou celle d'acide phénique au 50°, est très efficace et est entrée aujourd'hui dans la pratique. Les aspersions se font à l'aide d'un grand pulvérisateur Genest et Herscher ou, à défaut de cet appareil, avec une pompe de jardin (M. D.).

mouillées pour se maintenir humides pendant dix ou quinze minutes. Pendant l'opération il est recommandé de laver les pinceaux ét les éponges dans l'eau pure, afin de ne pas souiller de poussières les solutions désinfectantes qui seraient vite altérées.

Pour pratiquer la sulfuration des locaux, les objets métalliques, particulièrement ceux en fer et en cuivre, qui s'altèrent très facilement par l'action du soufre, doivent être enduits de corps gras.

Après la clôture hermétique de toutes les issues et avant de procéder à l'inflammation du soufre, il est utile de saturer d'humidité l'air du local pour fixer l'acide sulfureux, soit en passant un linge mouillé sur les murailles peintes et sur le sol, soit en faisant bouillir de l'eau dans un large bassin. Le local ne doit être réoccupé qu'après une large ventilation et sur l'avis du médecin.

Les déjections des malades, les selles, l'urine, les crachats, les matières vomies sont désinfectés par l'addition de solutions antiseptiques, et les vases destinés à recevoir ces déjections doivent toujours contenir à l'avance une certaine quantité de ces solutions ; celle de crésyl a l'avantage d'être désodorisante. Les parquets, les meubles et les effets souillés de déjections doivent être désinfectés avec le plus grand soin par les procédés qui conviennent à leur nature. Les crachats des tuberculeux et des diphtéritiques doivent être l'objet de la plus grande surveillance ; on recommandera aux malades de ne cracher ni sur des mouchoirs, ni sur des serviettes, ni surtout sur le sol, mais seulement dans un crachoir contenant à l'avance une petite quantité d'eau phéniquée, et le contenu ne sera, si faire se peut, versé dans les latrines qu'après avoir été soumis à l'ébullition.

Les CABINETS D'AISANCES communs doivent être interdits aux malades atteints d'affections contagieuses, surtout de fièvre typhoïde, de choléra, de dysenterie et de scarlatine ; il faut leur attribuer des seaux inodores contenant à l'avance des solutions désinfectantes, vidés et entretenus en parfait état de propreté.

Quand un malade a fréquenté un cabinet commun, le reduit doit être désinfecté avec soin, ainsi que le siège et le tuyau de chute, par des lavages à l'aide de solutions fortes.

Les FOSSES D'AISANCES qui reçoivent des déjections suspectes doivent être désinfectées à l'aide du lait de chaux, qu'on verse, autant que possible, en quantité égale au volume des matières contenues dans la fosse.

On obtient une désodorisation des fosses, plutôt qu'une désinfection, en versant, chaque matin, par l'orifice de chute, un quart d'huile lourde de houille, ou, à défaut, une solution aqueuse de sulfate de fer au 10°, et à raison de 25 grammes de ce sel par homme et par jour.

Les BAQUETS DE PROPRETÉ doivent être en métal; s'ils sont en bois, ils seront imperméabilisés par plusieurs couches de goudron bouillant, étendues à l'intérieur et à l'extérieur, jusqu'à ce que le goudron fasse vernis à la surface. Ils seront vidés et lavés à grande eau matin et soir, puis on y versera 100 grammes d'huile lourde de houille ou de crésyl.

Les URINOIRS doivent être lavés trois fois au moins par jour et à grande eau, avec un arrosoir de jardin muni d'une pomme ou avec une lance. Dans les journées chaudes, il est souvent utile de faire succéder à ces lavages une aspersion avec un lait de chaux ou une solution de crésyl.

On ne peut désinfecter les murs profondément imprégnés d'urines qu'en les faisant repiquer, puis cimenter à nouveau et en recouvrant leur surface d'une couche de goudron de houille.

Les CADAVRES des personnes qui ont succombé à une affection contagieuse doivent être enveloppés dans un suaire imprégné d'une solution phéniquée forte. La bière est remplie de sciure de bois mouillée d'une solution forte de crésyl. Les locaux où ils ont séjourné, les brancards et les voitures qui ont servi à leur transport doivent être désinfectés avec soin.

Au moment de l'inhumation, la bière est recouverte d'une couche de chaux vive, et l'exhumation est toujours interdite. La dépouille des morts ne cesse d'être un danger pour les vivants que par la crémation; mais cette opération n'est pas dans les mœurs actuelles; elle exige l'emploi de fours spéciaux que l'avenir multipliera sans doute et qu'il sera opportun d'utiliser dans certaines épidémies.

Les PERSONNES qui ont été en contact prolongé avec des malades atteints d'affections contagieuses doivent changer de vêtements pour les faire désinfecter; d'autre part, elles doivent se laver les mains et le visage avec de l'eau savonneuse chaude, se nettoyer les ongles soigneusement et, enfin, se lotionner les parties découvertes, surtout la barbe et les cheveux, avec de l'alcool étendu d'eau. On peut aussi plonger les mains, pendant une minute, dans une des solutions désinfectantes indiquées plus haut, et cette dernière précaution est indispensable pour les personnes qui participent aux pansements des malades.

Mais les lotions avec ces solutions toxiques ne peuvent s'étendre sans danger à la désinfection de grandes surfaces cutanées ; il faut, dans ce cas, employer la solution de borate de soude ou d'acide borique à 20 grammes pour 1000 dans l'eau chaude, et on peut se servir de ces dernières même pour la désinfection des orifices cutanés et des muqueuses. En général, un grand bain savonneux ou même de sublimé à 20 grammes suffit pour obtenir une désinfection totale du corps, et cette manière de faire est applicable à la plupart des convalescents de maladies contagieuses, avant de cesser l'isolement et de permettre le retour à la vie commune.

A cette notice nous croyons devoir ajouter quelques mots au sujet de la désinfection des instruments.

INSTRUMENTS. — Les instruments dont on vient de se servir doivent être plongés dans une solution tiède de carbonate de soude, de façon à dissoudre l'albumine et à empêcher l'oxydation.

Les solutions phéniquées ont l'inconvénient de coaguler les liquides organiques et de former des couches épaisses susceptibles de propager les germes.

Les produits albumineux ayant été dissous, on se sert du savon et de la brosse et on les essuie avec du coton hydrophile ou un linge d'une propreté irréprochable. Au moment de l'opération, plonger les instruments dans une solution d'acide phénique à 25 pour 100 (de même pour les fils à suture et à ligature).

L'eau bouillante désinfecte très bien *les instruments entièrement métalliques* en dix minutes. La désinfection est plus rapide et plus complète en ajoutant à l'eau 5 pour 100 d'acide phénique ou 1 pour 100 de carbonate de soude. Cette dernière solution est la meilleure, parce qu'elle a l'avantage de dissoudre la rouille et l'albumine.

Pour les couteaux, les bistouris et autres instruments, les lames seules seront plongées, pendant cinq minutes, dans une solution phéniquée bouillante (VAILLARD, MALJEAN); les manches seront désinfectés par la solution phéniquée froide à 5 pour 100.

Le *flambage* est très pratique pour certains instruments non susceptibles de se détériorer par la chaleur (sondes cannelées, pinces). Les appareils stérilisateurs (étuve de Poupinel, autoclave) ne peuvent être employés que dans les services hospitaliers. Ils ne sont pas supérieurs à l'eau bouillante et ont l'inconvénient d'oxyder les instruments.

SECTION PREMIÈRE

MALADIES GÉNÉRALES

I. — FIÈVRE ÉPHÉMÈRE, COURBATURE, FATIGUE

Ces indispositions succèdent, la plupart du temps, à l'impression du froid ; il faut donc avoir bien soin de se couvrir en sortant d'un endroit chaud comme d'un théâtre, d'une soirée, etc. Il est indispensable de changer, le plus rapidement possible, de vêtements quand ces derniers ont été mouillés par la pluie.

Dans l'armée, quand les hommes ont été surpris par l'orage au milieu d'un exercice, pendant une marche, par exemple, on constate presque toujours, le lendemain, qu'un grand nombre de soldats sont atteints de courbature fébrile.

Le voyageur, le chasseur, tous ceux, en un mot, qui se trouvent exposés aux intempéries ne doivent pas oublier de se munir d'un vêtement en tissu imperméable, dont ils ne se serviront qu'en cas de pluie. En temps habituel, les vêtements caoutchoutés ou en toile cirée doivent être proscrits parce qu'ils s'opposent à l'évaporation cutanée, ce qui est contraire à toutes les lois de l'hygiène.

Les exercices exagérés, les marches forcées par exemple, sont aussi une cause de courbature qu'on devra savoir écarter par un *entraînement sage et progressif*. Il faut à tout prix éviter le *surmenage*, que l'on confond souvent avec l'entraînement. L'un est aussi dangereux que l'autre est efficace.

II. — GRIPPE

(Fièvre catarrhale, influenza)

La grippe est une maladie infectieuse, transmissible par contagion. On doit donc agir contre la grippe comme pour les autres maladies épidémiques.

Malgré sa bénignité habituelle, elle peut avoir, dans des conditions déterminées, un caractère très grave.

La cause prédisposante dont l'action est la mieux connue, la plus manifeste, la moins douteuse, c'est le froid humide. Aussi, en temps de grippe, il faut se protéger par de bons vêtements contre les changements brusques de température et prendre des boissons chaudes.

Le thé et le café sont tout à fait recommandables. Pendant l'épidémie d'influenza de 1890, une infusion de thé était distribuée chaque jour à nos soldats.

D'après les observations de M. Ollivier, l'huile de foie de morue aurait une action prophylactique remarquable contre la grippe, en exerçant une action tonique puissante qui permet à l'organisme de mieux se défendre contre le froid humide.

Le Dr Ollivier, dans le cours de l'épidémie de 1890, a fait prendre de l'huile de foie de morue, d'une façon régulière et méthodique, à trente enfants. Il n'y a pas eu un seul cas de grippe parmi eux.

L'huile de foie de morue doit être administrée, de préférence, au milieu du premier déjeuner, de manière qu'en se mélangeant aux aliments l'huile n'apporte aucun obstacle à l'action des glandes de l'estomac. Administrée de cette façon, l'huile de foie de morue est supportée et ne provoque ni dégoût ni vomissements.

Les grippés doivent être isolés autant que possible. Cette mesure a réussi dans les couvents, les prisons, les agglomérations humaines faciles à cloîtrer. Quand l'isolement absolu est impraticable, ce qui arrive le plus souvent, il est indiqué de réduire le danger par diverses précautions hygiéniques qui ont été résumées à propos de l'antisepsie médicale. (V. p. 1.) On devra surtout surveiller les sécrétions nasales et les produits de l'expectoration. *Ubi dolor*, *ibi fluxus*, disaient nos anciens ; on pourrait ajouter, dit M. le Dr Burlureaux : *Ubi fluxus*, *ibi periculum*, comme si la nature voulait indiquer à l'hygiéniste dans quel sens il doit diriger ses efforts pour prévenir la contagion[1]. Les mouchoirs des malades seront désinfectés à l'étuve à vapeur, et leurs crachoirs devront toujours contenir de l'eau phéniquée au 50°.

Il faut savoir qu'un grand nombre de complications de la grippe (broncho-pneumonie, pleurésie, otite, etc.) sont dues à des microbes résidant dans la bouche et les fosses nasales ; aussi l'*antisepsie buccale et nasale*, à l'aide de lavages antiseptiques au borax, à l'acide borique ou au sublimé, sera de rigueur, si l'on veut faire de la bonne prophylaxie. (V. *Antisepsie buccale et nasale*, p. 174.) Il vaut mieux même ne pas attendre d'être frappé par le mal pour recommander l'antisepsie de la bouche et de l'arrière-gorge, qui constitue le meilleur moyen prophylactique (VALLIN).

---

[1] BURLUREAUX, *Arch. de médecine militaire*, t. XV, p. 461.

Dans l'armée et dans les collèges, il faudra insister sur la désinfection des planchers, afin d'empêcher la contagion par les crachats. On donnera aussi beaucoup de congés et de permissions, de façon à disséminer les groupes et à faire le vide devant le fléau.

En cas d'épidémie sérieuse de grippe, le renvoi rapide dans leur foyer des territoraux, réservistes et dispensés est une mesure qui s'impose.

Voici le résumé des mesures hygiéniques d'ordre général qui furent prescrites dans toutes les garnisons : réduction des heures de travail au strict nécessaire, suppression partielle ou absolue des exercices en plein air pendant les saisons rigoureuses, retard du réveil, amélioration de la nourriture et distribution de vin, selon les ressources de l'ordinaire, surveillance spéciale au point de vue hygiénique de tous les locaux du casernement, obligation du port de vêtements chauds, du manteau ou de la capote pendant la saison froide, des vêtements de laine en Algérie et en Tunisie, et participation des hommes punis à toutes ces précautions hygiéniques.

Le ministre de la Guerre autorisa tous les corps contaminés à percevoir des allocations supplémentaires de chauffage et à faire aux hommes des distributions de thé sucré (3 grammes de thé et 10 grammes de sucre par ration).

Ces prescriptions furent appliquées, au grand bénéfice de toute l'armée, et, d'après les rapports, ces mesures bienveillantes réduisirent dans une certaine proportion la morbidité militaire.

Nous croyons, enfin, devoir recommander la quinine comme remède prophylactique contre la grippe. En 1890, la grippe atteignit la ville de Sistova (Bulgarie) avec une telle violence qu'il n'est peut-être pas un seul habitant qui en soit demeuré exempt.

Le médecin de bataillon Tranjen, qui avait déjà constaté dix cas de grippe parmi ses fantassins, eut l'idée de faire administrer à tous les hommes 0 gr. 30 de quinine, par jour, dans de l'eau-de-vie. Après que cette mesure eut été prise, et dans les trois ou quatre jours qui suivirent, il observa encore une dizaine de cas de grippe, et ce fut tout, quoique l'épidémie continuât à s'étendre sur la population civile au voisinage de la caserne. L'emploi de la quinine fut poursuivi pendant douze jours [1].

III. — FIÈVRE GASTRIQUE OU BILIEUSE

(Embarras gastrique fébrile)

Éviter les écarts de régime, l'ingestion d'eau le corps étant en sueur, et prendre les mêmes précautions que pour la fièvre éphémère et la courbature. (V. p. 19). Il sera bon de prendre un purgatif salin aux changements de saison. La vieille coutume qu'ont les gens soucieux de leur santé de se purger au commencement du printemps est excellente à tout égard.

L'embarras gastrique fébrile peut être considéré, la plupart du temps, comme une fièvre typhoïde à forme bénigne (fièvre typhoïde latente, *typhoïdette*). Aussi, quand il se montre sous forme épidémique, la fièvre typhoïde est à craindre, et on devra prendre les précautions indiquées contre cette maladie. (V. p. 24.)

---

[1] « La quinine comme prophylactique de la grippe, » par TRANJEN : *Berlin Klin. Woch.*, 1890, p. 145.

IV. — FIÈVRE TYPHOÏDE

(Fièvre muqueuse, dothinentérie)

Les travaux modernes de bactériologie ont démontré
que la fièvre typhoïde était due à un agent pathogène
(*Bacille d'Eberth*). Cependant, plusieurs médecins épidé-
miologistes pensent que l'eau ou l'air, infectés par les
matières fécales qui ne contiennent pas le bacille d'Eberth,
peuvent donner la fièvre typhoïde. Actuellement, cette
théorie de la spontanéité de la fièvre typhoïde, qui a
régné longtemps, ne peut plus être acceptée et doit disparaître comme celle de la génération spontanée.

L'encombrement, le surmenage, la mauvaise alimentation, le froid, la chaleur seuls ne donnent pas la fièvre
typhoïde, mais préparent l'organisme à la réceptivité du
germe typhique. Les jeunes soldats, les étudiants, qui ne
sont pas acclimatés à la vie en commun, fournissent un
terrain de prédilection au bacille typhique.

Le bacille d'Eberth se rencontre surtout dans les
matières fécales des malades atteints de fièvre typhoïde.
Ces matières souvent jetées sans précautions vont infecter les fosses d'aisances, les égouts et, par suite, l'eau de
puits ou de rivière, qui sert alors de véhicule à l'agent
typhique.

Les parquets et l'air des chambres des casernes, des
collèges, etc., se trouvent, la plupart du temps, infectés
par les personnes qui viennent des cabinets d'aisance avec
des chaussures souillées d'un peu de matière fécale contaminée par des bacilles typhiques.

D'après ce qui précède, on voit. comme l'a fait observer
M. le Prof. Brouardel au Congrès de Vienne de 1887, que,

dans l'immense majorité des cas, la fièvre typhoïde résulte soit de l'infection de l'eau, soit de l'infection de l'air.

Pureté de l'air, pureté de l'eau, telles sont les deux conditions hygiéniques que l'on doit toujours rechercher pour prévenir ou enrayer les épidémies typhiques.

Pour avoir un air pur dans les locaux habités par un grand nombre de personnes, tels que les casernes, les couvents et les collèges, il faut surveiller la ventilation.

Dans la journée, les croisées des dortoirs devraient toujours rester ouvertes. Mais c'est pendant la nuit que l'air se trouve le plus infecté. L'odeur nauséabonde qui frappe un visiteur entrant, le matin, dans une chambrée de caserne suffit pour le convaincre de la viciation de l'atmosphère qu'elle renferme. L'aération nocturne est donc indispensable. On pourra l'obtenir en adoptant, d'une façon générale, les cheminées d'aération, les excellents ventilateurs Renard, les vitres perforées ou, mieux, les carreaux à soufflet, qui permettent à l'air de pénétrer sans crainte de refroidissement. D'ailleurs, qu'importent quelques rhumes ou bronchites si l'on peut éviter la fièvre typhoïde, ce fléau redoutable qui, à lui seul, cause le tiers de la mortalité dans notre armée.

Enfin on devra veiller à la propreté et à la désinfection des latrines.

Dans les habitations où les cabinets d'aisances répandent une mauvaise odeur, il faut demander des réparations, ou signaler le fait à la Commission des logements insalubres. Dans les casernes et les collèges, il est à désirer que les fosses fixes soient supprimées et remplacées par des tinettes mobiles ou le système du « tout à l'égout ». Ce système est celui qui assure le plus complètement et de la façon la plus absolue la propreté de la maison et de la ville (CORNIL).

La mortalité par la fièvre typhoïde et autres maladies infectieuses a considérablement diminué dans les villes où on a appliqué le « tout à l'égout ». Mais, comme il est dangereux de souiller les fleuves, les rivières et même les rives de la mer par les eaux d'égout, le système du tout à l'égout doit avoir pour corollaire indispensable la purification des eaux d'égout par l'irrigation. M. le Prof. Arnould, dans une lettre citée par Cornil au Sénat, souhaite de tout son cœur d'hygiéniste que Paris donne en grand le bon exemple de l'épuration par le sol de toutes les immondices urbaines. L'éloignement de ces immondices est un des points les plus importants pour l'hygiène des villes, dont « l'assainissement, au point de vue de l'extinction de la fièvre typhoïde, est devenu une œuvre nationale ». (COLIN-BROUARDEL.)

Le système de la vidange intégrale à l'égout combinée avec l'épuration de la totalité des eaux d'égout par l'irrigation est le moyen le plus parfait :

« 1° De débarrasser les habitations de leurs immondices, et d'assurer la salubrité de leur atmosphère et de leurs eaux ;

« 2° De respecter les droits des riverains en aval des cours d'eau qui ont traversé les villes ;

« 3° De donner satisfaction aux économistes qui veulent utiliser l'engrais humain (10 francs par tête et par an)[1] .»

Les locaux devront être désinfectés par l'acide sulfureux. (V. *Notice sur la désinfection*, page 6.) Ce puissant

[1] *Nouveaux éléments d'hygiène*, par ARNOULD.

désinfectant n'est guère employé qu'en temps d'épidémie. Il serait cependant bien avantageux de l'utiliser régulièrement une ou deux fois par an dans les grands dortoirs ; ce serait, à notre avis, une excellente mesure prophylactique, qui aurait pour effet de détruire non seulement bon nombre de germes infectieux, mais encore les puces et les punaises, qui bien souvent empêchent les soldats et les collégiens de jouir d'un sommeil réparateur bien mérité.

L'acide sulfureux paraît avoir une puissance microbicide toute spéciale sur le bacille d'Eberth.

A l'époque où nous étions, à Saint-Germain-en-Laye, comme médecin aide-major, au 11ᵉ Chasseurs, une violente épidémie de diphtérie s'étant déclarée au régiment, on fit avec grand soin des désinfections à l'acide sulfureux ; la diphtérie disparut et, de plus, pendant près d'un an, on n'observa plus de fièvre typhoïde. Le lendemain de la désinfection, les parquets étaient jonchés de cadavres de punaises et d'autres insectes.

A l'aide de la statistique localiste, on se rend souvent compte que les cas de fièvre typhoïde sont plus nombreux dans certaines chambrées que dans d'autres. En ce cas, l'infection réside, la plupart du temps, dans les parquets, qu'on désinfectera d'après les procédés indiqués (p. 12).

Quand une épidémie sérieuse de fièvre typhoïde est manifestement due à l'infection d'une caserne, il ne faut pas hésiter à faire camper la troupe jusqu'à ce que la désinfection des chambres soit complète. L'évacuation de la caserne et le campement hors ville ont pour effet[1] :

1° D'éloigner du foyer d'origine de l'infection ;

[1] M. GESCHIVIUD, médecin-major de 2ᵉ classe, *Archives de médecine*, t. I, 1883.

2° D'éloigner des foyers secondaires, qui ont pu se produire, par suite de l'évolution de l'épidémie ;

3° De disséminer les sujets, qui sont ainsi moins exposés à gagner le mal, par suite d'un contact moins direct ou d'un séjour dans un milieu plus pur, mieux aéré, dans des conditions hygiéniques meilleures ;

4° D'empêcher, par mesure de police sanitaire générale l'épidémie de se propager en dehors de la fraction déjà atteinte, de gagner la population entière d'une ville, par exemple, en lui opposant par l'éloignement la barrière du vide.

Pour permettre l'évacuation des locaux et leur désinfection, le Service de Santé possède des baraques Decker et des tentes Tollet, que l'on expédie, à la première nouvelle d'une épidémie, sur la garnison contaminée.

Pour avoir de l'eau pure, il faudra exiger la propreté des réservoirs et des conduites. Il ne faut pas oublier que les bacilles typhiques peuvent vivre longtemps dans la vase des réservoirs, alors qu'on n'en trouve pas dans l'eau qui alimente les mêmes réservoirs (Chantemesse).

L'eau de source est préférable à l'eau la mieux filtrée, parce que, quelle que soit la perfection des filtres, ces derniers ne peuvent empêcher le passage des poisons solubles, ptomaïnes, leucomaïnes ou toxines sécrétées par les microbes. L'expérience nous a appris, dit Brouardel, que c'est dans les grandes villes que se perpétuent les épidémies de fièvre typhoïde, que c'est d'elles que rayonnent les transmissions de cette maladie. Il peut être onéreux de capter une eau pure et de la distribuer à une population, mais cela est possible; n'a-t-on pas dit, répété avec raison, que rien ne coûte cher comme une épidémie ? N'est-il pas vrai qu'une maladie qui tue mille, deux mille personnes tous les ans frappe, au point de vue économique, plus cruellement une population que l'impôt qui aurait permis d'épargner la vie de quelques milliers de citoyens fauchés de quinze à vingt-cinq ans, à l'âge où l'on a déjà beaucoup coûté et rien rapporté à sa patrie ?

A défaut d'eau de source, on ne doit boire que de l'eau purifiée par le filtre Chamberland-Pasteur, qui ne laisse pas passer les microbes et qui peut être stérilisé très facilement.

L'alun (0 gr. 20 par litre) améliore beaucoup l'eau; ce sel a la propriété de précipiter les corps en suspension en formant un carbonate d'alumine; il se produit un effet analogue au collage des vins. Avant que les filtres ne fussent installés à la caserne du 32ᵉ de ligne, ce moyen nous a bien réussi à Châtellerault, au moment où une épidémie de fièvre typhoïde sévissait sur la garnison. Était-ce une simple coïncidence ? Nous ne le pensons pas, parce que la fièvre typhoïde ne reparut pas à l'arrivée des jeunes soldats, qui lui fournissent un terrain de prédilection.

Pendant le mois de juin 1888, on cessa pendant quinze jours de jeter de l'alun dans l'eau du quartier, afin d'envoyer au Val-de-Grâce des échantillons d'eau naturelle qui devaient être soumis à l'analyse bactériologique; de suite, de nouveaux cas de fièvre typhoïde se déclarèrent, pour disparaître aussitôt que l'alunage de l'eau fut remis en pratique. Ce fait n'est-il pas des plus probants pour faire ressortir les avantages de l'amélioration de l'eau par l'alun ?

Les recherches que nous avons faites à ce sujet, pendant notre séjour au laboratoire de bactériologie du Val-de-Grâce, en 1890, sont venues confirmer notre opinion sur l'efficacité de l'alun.

Dans des tubes d'essai remplis d'une eau souillée de microbes nous avons laissé tomber une pincée d'alun, et nous avons agité un moment la solution. Le lendemain, nous avons trouvé un dépôt vaseux au fond des tubes, et à l'examen nous avons reconnu que l'eau contenue dans les trois quarts supérieurs des tubes renfermait bien encore des microbes, mais en quantité infiniment moindre que la veille. De plus, nous avons remarqué que l'alun mis en petite quantité dans des bouillons de culture de bacilles d'Eberth ne tuait pas ces microbes, mais qu'il diminuait leur vitalité et les *engourdissait* [1].

L'emploi de l'alun pour bonifier l'eau est donc une bonne mesure de prophylaxie contre la fièvre typhoïde, d'autant plus que ce sel n'est pas toxique et ne communique aucun goût dans les proportions de 0 gr. 1 à 0 gr. 5 par litre.

Malgré l'installation des filtres, nous avons continué l'alunage de l'eau toutes les fois que nous avons observé, à notre visite du matin, un nombre insolite d'embarras gastriques, fait que nous avons toujours considéré comme un avertissement et un signe avant-coureur d'une épidémie typhique. L'amélioration de l'eau par l'alun et par le filtrage à travers les bougies Chamberland a eu pour effet non seulement de diminuer les cas de fièvre typhoïde,

---

[1] Le Dr Burlureaux, agrégé du Val-de-Grâce, a fait dernièrement des expériences avec une poudre à base de carbonate de soude et d'alun (*poudre anticalcaire* de M. Meignen) et a démontré également que l'eau, traitée par ces sels, restait stérilisée au moins pendant un certain temps.

mais aussi de faire baisser la morbidité dans des proportions considérables. Il est facile de s'en rendre compte
par le tableau ci-dessous. Les dépenses faites pour les
filtres ont été largement compensées par la diminution du
nombre de journées d'hôpital. N'est-ce pas prouver une
fois de plus que : « Toute dépense au nom de l'hygiène
est une économie ? » (ROCHARD.)

TABLEAU MONTRANT L'INFLUENCE DE L'EAU D'ALIMENTATION SUR LE NOMBRE DE CAS DE FIÈVRE TYPHOÏDE DANS LE DÉTACHEMENT DU 32ᵉ DE LIGNE, DE 1885 A 1891.

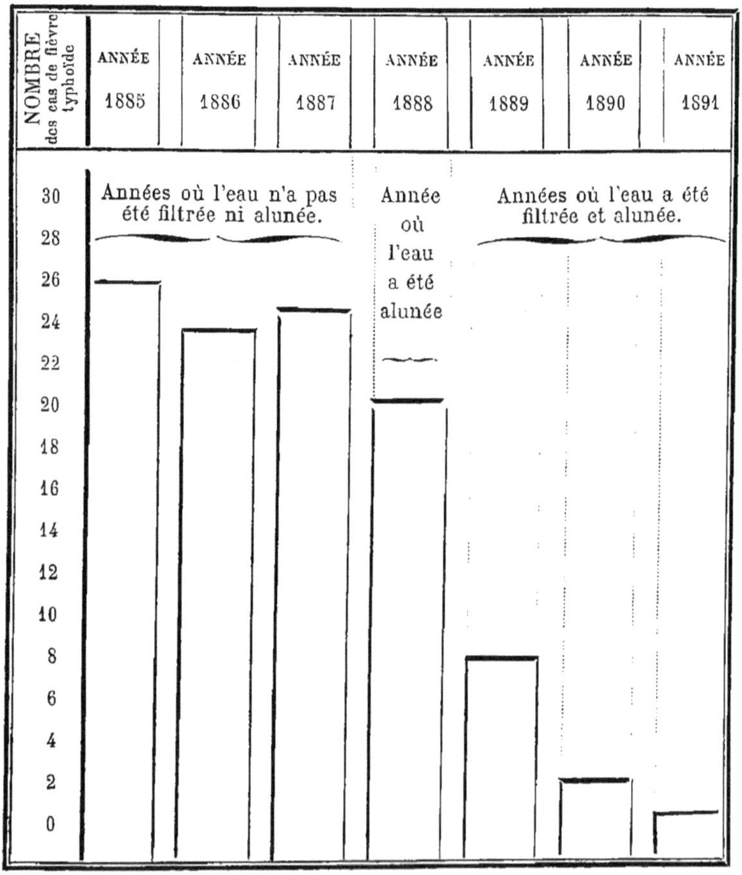

NOMBRE des cas de fièvre typhoïde	ANNÉE 1885	ANNÉE 1886	ANNÉE 1887	ANNÉE 1888	ANNÉE 1889	ANNÉE 1890	ANNÉE 1891
30	Années où l'eau n'a pas été filtrée ni alunée.			Année où l'eau a été alunée	Années où l'eau a été filtrée et alunée.		
28							
26							
24							
22							
20							
18							
16							
14							
12							
10							
8							
6							
4							
2							
0							

L'alunage de l'eau est à recommander en expédition, à cause de sa simplicité.

Au Tonkin, où l'eau était particulièrement mauvaise, il était recommandé de n'user pour la boisson que d'eau alunée à 5 grammes pour 100 litres d'eau agitée d'abord, puis, après repos, bouillie pendant cinq minutes et filtrée ; ces opérations, conseillées par M. le médecin-inspecteur Dujardin-Beaumetz, étaient faites tous les jours pour le lendemain.

En fait de filtres de campagne, ceux de Meignen (poudre de carbo-calcis et toile d'amiante), qui ont rendu de grands services à l'armée anglaise en Égypte et que M. le Prof. Laveran a expérimentés avec succès au Val-de-Grâce, seront, à notre avis, les plus pratiques ; ils procurent, en effet, sans grande pression, une filtration *mécanique* et *chimique*.

En temps d'épidémie, si l'on ne peut pas se procurer d'eau de source ou, si l'on ne possède pas de filtres Chamberland, il faudra user d'eaux minérales ou faire bouillir l'eau de boisson. Citons, à ce propos, un exemple bien probant : En 1883, une épidémie de fièvre typhoïde débuta à Poitiers ; un médecin-major obtint que l'eau fût bouillie avant d'être distribuée aux hommes ; il ne se déclara qu'un seul cas de fièvre typhoïde dans le régiment où l'on prit cette précaution, tandis que les hommes des autres régiments, qui vivaient dans les mêmes conditions, furent très éprouvés.

Le lait, étant souvent mélangé, par des marchands peu consciencieux, avec de l'eau de puits polluée par les infiltrations des fosses d'aisances, devra être soumis à l'ébullition.

Dans les casernes, la prophylaxie de la fièvre typhoïde peut se résumer en ces termes : « Combinée avec l'adduction d'eau de source dans les casernes, avec l'application aux latrines du tout à l'égout ou, à défaut, des tinettes mobiles, avec l'installation d'aérateurs dans les chambres et l'organisation des réfectoires, l'imperméabilisation des planchers améliorera très sensiblement l'état sanitaire. » (V. *Rapport des membres des Sections techniques du Génie et du Service de Santé.*)

Par suite de l'application de ces mesures dans la garnison de Paris, la morbidité a été de 58 pour 100 moins élevée en 1889 qu'en 1886 et 1887, et la mortalité a diminué de 40 pour 100 (SCHNEIDER).

Les exemples de contagion de fièvre typhoïde ne sont pas rares ; aussi les malades, autant que possible, devront être isolés. Dans tous les cas, comme l'isolement n'est pas toujours pratique, il est indispensable de faire de l'antisepsie médicale. *Mieux vaut l'antisepsie sans isolement que l'isolement sans antisepsie* (L. CHAMPIONNIÈRE).

On devra surtout désinfecter à l'avance les bassins où doivent être reçues les déjections des malades, en y laissant une solution antiseptique (50 grammes de sulfate de cuivre pour un litre d'eau).

Il est de rigueur de désinfecter les linges et de faire passer à l'étuve tous les objets non lavables : matelas, édredons, couvertures. (Voir, en outre, les *prescriptions générales sur l'antisepsie médicale et sur la désinfection*, pages 1 et 6.)

Pour éviter les souillures par la salive des typhiques, et empêcher les complications pathologiques dues aux bacilles typhiques devenus pyogènes (abcès, broncho-pneumonies, périostites, etc.), il est extrêmement important de nettoyer la bouche des malades avec des solutions antiseptiques (eau phéniquée au 100° et jus de citron).

La fièvre typhoïde, si redoutable en temps de paix, l'est encore plus en temps de guerre. Aussi toutes les précautions que nous venons d'indiquer doivent être appliquées, dans la mesure du possible, aux armées en campagne, qu'elles soient cantonnées ou campées.

Quand les troupes sont campées, on fera déplacer le camp de temps à autre, et on veillera particulièrement à la pureté des eaux d'alimentation, ainsi qu'au bon aménagement et à la désinfection des feuillées.

Les mesures relatives aux feuillées sont tellement importantes que nous croyons devoir reproduire les instructions remarquables de précision que M. le ministre de la Guerre a adressées aux généraux de corps d'armée sur la proposition de M. Dujardin-Beaumetz (12 août 1889) :

Dans les grand'haltes, bivouacs, campements, gîtes d'étapes ou cantonnements, qui ne comportent pas l'établissement de latrines proprement dites, il faut nécessairement et d'urgence recourir à l'établissement des feuillées. Il est extrêmement important de bien établir ces feuillées et de les désinfecter journellement, car, les germes de certaines maladies (fièvre typhoïde, choléra, dysenterie) se déposant dans les matières fécales, toutes les personnes qui se rendent à la même feuillée, et par elles toute la troupe, peuvent contracter ces maladies si redoutables et contre lesquelles on ne saurait prendre trop de précautions.

La contamination des troupes qui se succèdent dans les mêmes cantonnements ou campements n'a pas d'autre origine. Il faut bien se garder de donner aux fosses qui constituent les feuillées trop de largeur : les hommes s'en éloignent instinctivement, de crainte d'y tomber, de jour ou de nuit, et ils souillent tout le terrain aux alentours. Il est indispensable que la feuillée consiste en un sillon, n'ayant pas plus de largeur que le fer de la pelle réglementaire et aussi profond que la pioche permet de le creuser. La terre de déblai sera rejetée à 0^m,30 à droite et à gauche du sillon qui doit être assez étroit pour que l'homme, mettant les pieds, l'un à droite et l'autre à gauche, soit comme à cheval sur la fosse, où tomberont les urines comme les matières fécales (les parois de la tranchée doivent être taillées à pic), ainsi qu'il est figuré ci-dessous.

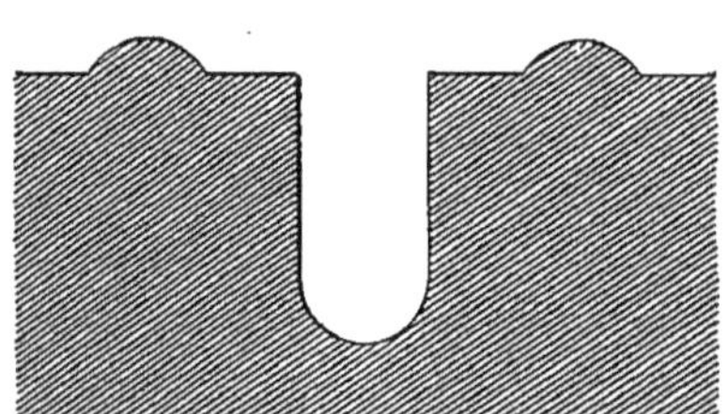 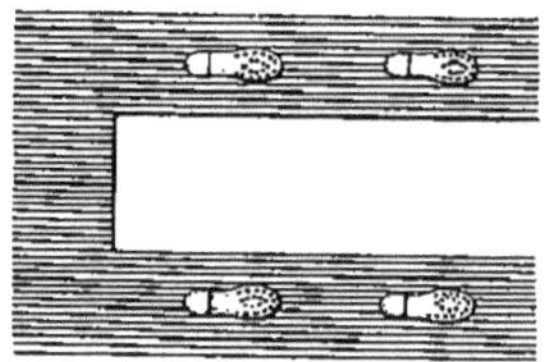

Les hommes devront, avant de quitter la feuillée, faire tomber un peu de terre meuble sur les matières qu'ils viennent d'y déposer, ce qu'ils peuvent faire avec le pied, en utilisant les déblais déposés sur les côtés ; c'est le moyen le plus rapide et le plus direct de prévenir la mauvaise odeur et les effets malsains des déjections. On aura soin d'établir les feuillées de telle sorte que le vent dominant ne ramène pas leurs émanations sur le campement ou le cantonnement et qu'elles soient suffisamment éloignées des prises d'eau que leur voisinage pourrait infecter.

On creusera autant de ces sillons à la fois étroits, profonds et allongés que l'effectif le rendra nécessaire, et on les prolongera de jour en jour s'il est besoin.

Deux fois par jour, le matin et au coucher du soleil, le service de semaine fera jeter dans les fosses une couche de terre, les cendres des foyers et l'une des solutions désinfectantes suivantes :

Sulfate de fer. — Solution au 10ᵉ, c'est-à-dire les quantités suivantes :

Sulfate de fer......... 25 grammes.
Eau................... 225 grammes (par homme et par jour).

Lait de chaux. — Arroser 1 kilogramme de chaux avec un demi-litre d'eau. Quand la délitescence est effectuée, délayer la poudre ainsi obtenue dans le double de son volume d'eau ; verser dans les feuillées 25 grammes de lait de chaux par homme et par jour.

Quand les sillons seront à moitié remplis, on les comblera et on foulera fortement la terre de remplissage.

Avant de quitter le cantonnement ou le campement, on comblera complètement la feuillée et on placera à ses deux extrémités des branchages ou des pierres faisant saillie, afin qu'une troupe de passage ne vienne ni stationner ni fouiller en cet endroit.

Il sera toujours avantageux de faire disposer au-dessus des feuillées un léger clayonnage, qui protège les hommes contre la pluie, et qui, pendant la nuit, leur permette de trouver facilement l'emplacement du sillon ; la nuit, d'ailleurs, une lanterne indiquera cet emplacement.

Dans les cantonnements, les fosses d'aisances seront désinfectées au moyen des solutions indiquées plus haut.

Les chefs de corps et de détachement devront veiller, avec le plus grand soin, à l'exécution de ces mesures d'hygiène et de prophylaxie ; on s'assurera ainsi contre la malpropreté traditionnelle des grandes feuillées et contre tout danger de contagion actuelle ou à venir.

L'avance de la dépense sera faite par les corps, l'approvisionnement étant calculé à raison de 25 grammes de sulfate de fer ou de lait de chaux par homme et par jour ; elle sera remboursée sur les fonds du Service de Santé.

Voici les instructions adoptées par le Comité consultatif d'Hygiène publique de France dans sa séance du 17 juin 1889 :

Le germe de la fièvre typhoïde est contenu dans les déjections des malades. Il se transmet surtout par l'eau, les linges et les vêtements.

I. — ISOLEMENT DU MALADE. — Le malade atteint de fièvre typhoïde doit être isolé.

Le malade est tenu dans un état constant de propreté.

Les personnes appelées à lui donner des soins pénètrent seules près de lui.

Elles s'astreignent aux règles suivantes :

Ne prendre aucune boisson ni aucune nourriture dans la chambre du malade ;

Ne jamais manger sans s'être lavé les mains avec du savon et une solution désinfectante.

II. — CHAMBRE DU MALADE. — La chambre est aérée plusieurs fois par jour.

Les rideaux, tentures, tapis et tous les meubles qui ne sont pas indispensables sont enlevés.

Le lit est placé au milieu de la chambre.

III. — DÉSINFECTION. — Les désinfectants principalement recommandés sont :

Le sulfate de cuivre ;

Le chlorure de chaux fraîchement préparé ;

Le sublimé.

On fera usage de deux solutions suivant les circonstances indiquées plus bas.

L'une forte :

Sulfate de cuivre, chlorure de chaux...	5 pour 100
C'est-à-dire :	
Sulfate de cuivre, chlorure de chaux...	50 gr. pour 1 litre d'eau
Lait de chaux............................	20 pour 100

L'autre faible :

```
Sulfate de cuivre, chlorure de chaux ...    2 pour 100
        C'est-à-dire :
Sulfate de cuivre, chlorure de chaux ...    20 gr. pour 1 litre d'eau
Lait de chaux........................    7 pour 100
```

La solution de sublimé sera employée à 1 pour 1000 (forte) ou à un demi pour 1000 (faible), suivant les cas.

La solution de sublimé sera colorée avec la fuchsine ou l'éosine et additionnée de 10 grammes d'acide chlorhydrique par litre.

Lavage des mains. — Pour le lavage des mains, se servir de la solution faible.

Déjections. — Toutes les déjections des malades sont immédiatement désinfectées avec l'une des solutions fortes.

Un verre d'une de ces solutions est versé préalablement dans le vase destiné à recevoir les déjections.

Ces déjections sont immédiatement jetées dans les cabinets, qui sont également désinfectés, deux fois par jour, avec l'une des solutions fortes.

S'il n'y a pas de cabinets d'aisances, il faut les enfouir dans un trou creusé à cet effet (en les recouvrant d'une dose convenable de substance désinfectante), loin de tout puits et de tout cours d'eau. Il est absolument interdit de les jeter dans un cours d'eau ou sur les fumiers.

Cabinets d'aisances, éviers. — Comme les cabinets d'aisances, les éviers sont lavés deux fois par jour avec des solutions fortes.

Linges de corps. — Les linges de corps souillés sont trempés immédiatement et restent pendant deux heures dans une des solutions fortes. Ils sont ensuite remis au blanchisseur qui les maintient dans l'eau réellement bouillante pendant une demi-heure avant de les soumettre à la lessive.

Les linges non souillés sont plongés dans une solution désinfectante faible. Les mêmes précautions sont prises par le blanchisseur. Aucun de ces linges n'est lavé dans un cours d'eau. L'eau pouvant être ensuite bue deviendrait le point de départ d'une épidémie.

Habits. — Les habits des malades et des gardes-malades sont placés dans une étuve à désinfection par la vapeur sous pression pendant une demi-heure, ou bien dans l'eau maintenue bouillante pendant une demi-heure.

Si ces deux procédés ne peuvent être employés, les habits sont désinfectés par l'acide sulfureux de la façon qui est indiquée ci-dessous (*désinfection du logement infecté*). Les habits souillés par les déjections des typhiques sont plongés pendant une heure dans l'une des solutions fortes.

Planchers, tapis, meubles. — Les taches ou souillures sur les planchers, les tapis, les meubles, etc., sont immédiatement lavés avec l'une des solutions fortes.

Matelas, literie, couvertures. — Ils sont placés dans une étuve à désinfection par la vapeur, ou, à son défaut, soumis à la désinfection par l'acide sulfureux.

Cadavres. — Les cadavres sont, le plus promptement possible, placés dans un cercueil étanche, c'est-à-dire bien joint et bien clos, et contenant une épaisseur de $0^m,05$ à $0^m,06$ de sciure de bois, de façon à empêcher la filtration des liquides.

Ils seront immédiatement enterrés.

Désinfection du logement infecté. — La chambre habitée par un malade atteint de fièvre typhoïde n'est habitée de nouveau qu'après désinfection complète.

A. *Désinfection par l'acide sulfureux.* — On procédera par la combustion de 30 grammes de soufre par mètre cube de l'espace à désinfecter, en opérant de la façon suivante :

On colle quelques bandes de papier sur les fissures ou joints qui pourraient laisser échapper les vapeurs sulfureuses. On fait bouillir sur un réchaud, pendant une demi-heure, une certaine quantité d'eau, de manière à remplir la chambre de vapeur. Du soufre, concassé en très petits morceaux, est placé dans des vases en terre ou en fer peu profonds, largement ouverts et d'une contenance d'environ un litre. Les vases en fer sont d'une seule pièce ou rivés sans soudures.

Pour éviter le danger d'incendie, on place les vases contenant le soufre au centre de bassins en fer ou de baquets contenant une couche de $0^m,05$ à $0^m,06$ d'eau.

Pour enflammer le soufre, on l'arrose d'un peu d'alcool ou on le recouvre d'un peu de coton largement imbibé de ce liquide auquel on met le feu. Le soufre étant enflammé, on ferme les portes de la pièce et l'on colle des bandes de papier sur les joints.

La chambre n'est ouverte qu'au bout de vingt-quatre heures.

B. *Désinfection par le sublimé.* — La désinfection des murs crépis, blanchis à la chaux, couverts de papier, de tentures, sera faite méthodiquement, sur toute la surface des parois des chambres, à l'aide de pulvérisations avec la solution forte de sublimé. On commencera à pulvériser cette solution à la partie supérieure de la paroi, suivant une ligne horizontale, et l'on descendra successivement, de telle sorte que toute la surface soit ouverte d'une couche de liquide pulvérisé en fines gouttelettes.

Les planchers, carrelages, boiseries ou pisés seront lavés à l'eau bouillante, balayés, essuyés et arrosés avec la même solution.

L'Administration municipale veillera à la désinfection et, au défaut des habitants, y procédera d'office.

Il est de son devoir d'assurer un abri aux habitants du logement pour procéder à une purification sérieuse.

La chambre n'est réhabitée qu'après avoir subi une ventilation d'au moins vingt-quatre heures.

IV. — HYGIÈNE PRIVÉE. — *Eau potable.* — On doit veiller avec un très grand soin à la pureté de l'eau potable.

En cas d'épidémie, boire de l'eau bouillie.

L'eau provenant des puits susceptibles d'être souillés est prohibée.

Les boulangers ne doivent jamais, dans la fabrication du pain, se servir de l'eau de ces puits.

Sont interdits dans les cours d'eau le lavage des linges contaminés, ainsi que la projection de toute matière des déjections.

Déclaration obligatoire. — Tout cas de fièvre typhoïde doit être immédiatement déclaré à la mairie.

Transport à l'hôpital ou dans une ambulance spéciale. — Lorsqu'un cas de fièvre typhoïde se déclare dans une chambre renfermant plusieurs habitants, si l'isolement n'est pas possible, le malade est transporté à l'hôpital ou dans une ambulance spéciale.

Les chances de guérison sont alors plus grandes et la transmission n'est pas à redouter.

Voitures. — Les voitures dans lesquelles ont été transportés les malades atteints de fièvre typhoïde doivent être désinfectées ; elles seront lavées avec l'une des solutions fortes.

V. — HYGIÈNE PUBLIQUE. — Toutes les causes d'insalubrité qui préparent le terrain à l'invasion des épidémies doivent être écartées lorsqu'il s'agit de fièvre typhoïde.

Aussi les règles d'hygiène générale, applicables en tout temps, seront plus rigoureusement observées en temps de fièvre typhoïde, surtout en ce qui concerne :

La pureté de l'eau potable ; les agglomérations d'individus, les fêtes, les foires, les pèlerinages ; la surveillance et l'approvisionnement des marchés ; la propreté du sol ; le contrôle minutieux des puits, et la recherche des causes possibles d'infection ; l'enlèvement régulier des immondices [1] ; la propreté des habitations ; la surveillance particulière des locaux, ateliers, chantiers, etc., destinés à la population ouvrière et industrielle ; la propreté et la

---

[1] *Ordures ménagères.* — Les ordures ménagères, placées dans une caisse bien fermée, sont arrosées deux fois par jour avec l'une des solutions fortes en quantité suffisante.

Quand la caisse a été vidée, on verse à l'intérieur un verre de solution désinfectante forte.

Fumiers, amas d'immondices. — Les fumiers et amas d'immondices ne sont enlevés qu'après avoir été largement arrosés avec une des solutions désinfectantes fortes.

désinfection régulière des cabinets d'aisances publics et privés ; la surveillance et la désinfection des fosses d'aisances ; l'entretien et le lavage des égouts, etc.

Si l'on craint l'invasion d'une épidémie, pendant la *période qui peut précéder* cette épidémie, les égouts, les canaux, etc., sont complètement curés, les fosses d'aisances vidées, de façon qu'il y ait le moins de mouvement de matières en putréfaction *pendant* l'épidémie.

La sollicitude de l'Administration doit surtout porter sur la salubrité des quartiers et des habitations qui, lors des épidémies antérieures, ont été frappés par la fièvre typhoïde.

Le Rapporteur,

Le Président,   A. Proust.

P. Brouardel.

V. — TYPHUS EXANTHÉMATIQUE

(Maladie des camps, fièvre militaire, fièvre maligne, fièvre des armées, peste de guerre)

Cette maladie sévit surtout sur les navires mal ventilés, sur les armées assiégeantes ou assiégées, ou sur les blessés entassés dans les salles trop étroites.

Si le microbe du typhus n'a pas encore été découvert, il n'en est pas de même des causes prédisposantes. L'encombrement et l'infection du sol sont les deux grandes causes de l'origine du typhus qui, une fois né, répand la contagion. Pendant l'épidémie de Crimée, les médecins militaires qui soignèrent les malades atteints de typhus payèrent un lourd tribut à cette terrible maladie. Comme pour la fièvre typhoïde, le surmenage, la mauvaise alimentation, le froid préparent l'organisme à la réceptivité du germe du typhus. Il est aussi très important de savoir que des épidémies de choléra, de scorbut et de dysenterie peuvent très facilement se greffer sur une épidémie de typhus. Le typhus fournit un terrain très favorable à la pullulation des agents infectieux de ces maladies. Ces faits ont été bien observés en Crimée.

Les vêtements, les linges souillés par les malades servent de véhicules aux germes du typhus.

D'après ce qui précède, on voit que les précautions à prendre contre le typhus sont, avant tout, d'éviter l'encombrement.

Les soldats malades et les blessés ne devront pas être accumulés dans des locaux trop exigus, mais être disséminés le plus possible. « Les armées en marche évitent le typhus. » (COLLIN.) Partout l'aération devra être surveillée avec grand soin. Les médecins du premier Empire, avant de faire leur visite dans leurs ambulances, commençaient par casser les carreaux des fenêtres.

Une bonne alimentation sera de rigueur pour les armées en campagne.

Les malades seront isolés et traités selon les règles de l'antisepsie médicale (V. p. 1), c'est-à-dire que leurs linges, leurs vêtements, leurs déjections, etc., devront être rigoureusement désinfectés, comme dans le cas de fièvre typhoïde.

Les locaux où des malades atteints de typhus ont séjourné doivent également être soumis à la désinfection. (V. *Notice sur la désinfection*, p. 6.)

Quand les troupes sont campées, on doit prendre les précautions que nous avons indiquées au sujet de la fièvre typhoïde (V. p. 24): déplacement du camp, filtration de l'eau, abatage des tentes, bon entretien des feuillées. (V. p. 34.)

L'individu n'est pas par lui-même l'organe de transmission du typhus, tant que sa maladie n'est pas déclarée, mais bien plutôt les objets qu'il porte sur lui (COLLIN). La désinfection des vêtements et de la literie des malades en sortant d'un milieu contaminé est donc extrêmement importante.

La lettre ministérielle du 14 avril 1893, rédigée d'après les instructions du Comité technique de Santé, résume parfaitement les mesures à prendre pour empêcher la propagation du typhus :

« La prophylaxie du typhus exige des mesures identiques à celles qui sont dirigées contre toutes les maladies contagieuses, car, chaque cas méconnu ou négligé peut devenir l'origine d'un foyer secondaire nouveau.

L'isolement des malades ou même celui des sujets qui ont été exposés à la contagion s'impose avec la plus excessive rigueur. Il sera pratiqué dans des locaux spéciaux, d'une propreté irréprochable et largement ventilés. La réunion de plusieurs malades dans des salles qui ne réalisent pas ces conditions crée le danger de l'hypertyphisation par la concentration des germes morbides, et augmente les chances de contagion à l'égard du personnel. Aussi la dissémination des malades sous *des tentes* ou des baraques (modèle du Service de Santé) est-elle le moyen le plus efficace d'arrêter la propagation d'une épidémie.

Dès son arrivée à l'hôpital ou à l'ambulance, le malade sera baigné ou, au moins, lavé soigneusement sur toute la surface du corps. Autant que possible, *deux lits* lui seront affectés. Il les occupera alternativement; à chaque changement de lit, la fourniture de celui qui est devenu vacant sera exposée à l'air libre.

Le personnel employé au traitement des typhiques ne communiquera pas avec les malades d'autres catégories ni avec le personnel des autres services. Les infirmiers seront pourvus de vêtements spéciaux qu'ils quitteront à la sortie des salles. Ils se laveront fréquemment la figure et les mains avec une solution antiseptique. Ceux qui ne sont pas de service ne devront pas séjourner dans les locaux réservés aux typhiques et encore moins y coucher. Tous prendront, de jour ou de nuit, le repos nécessaire et recevront une nourriture substantielle. Jamais ils ne devront pénétrer à jeun dans les salles de malades.

La paillasse des typhiques sera incinérée, les draps et les couvertures seront immergés dans une solution de sublimé et passés ensuite à l'étuve ; les matelas et les vêtements seront, suivant les cas, incinérés ou simplement soumis à l'action de la vapeur sous pression. Les malades eux-mêmes ne seront envoyés en congé de convalescence que lorsqu'il sera certain que leur état de guérison exclut toute chance de contagion ultérieure. Les personnes que d'impérieux devoirs n'appellent pas au milieu de typhiques ne seront pas admises à les visiter ou ne les approcheront que les fenêtres étant entièrement ouvertes.

A l'aération large et continue des chambrées, on ajoutera leur désinfection réitérée, au moyen de fumigations sulfureuses ou de pulvérisations au bichlorure de mercure. L'agent typhogène étant très tenace, les murs des locaux qui ont abrité des malades seront désinfectés au soufre et au sublimé, puis grattés et blanchis ou tapissés à neuf. Les chambres resteront ensuite inoccupées plusieurs semaines pendant lesquelles elles demeureront exposées aux courants d'air par l'ouverture des portes et fenêtres.

Au moment du licenciement de l'hôpital ou de l'ambulance des typhiques, les vêtements des infirmiers ainsi que le matériel de l'hôpital seront soigneusement désinfectés. En outre. on maintiendra isolé, pendant une période de *dix* ou *douze* jours, le personnel avant de lui faire rallier son poste, ou de lui accorder des congés.

Toutes ces mesures et spécialement celles relatives à la désinfection de la literie et de la chambre occupées par un homme atteint ou suspect seront appliquées dans les corps de troupe. La chambre elle-même sera immédiatement évacuée et ne pourra être réoccupée qu'autant que les prescriptions ci-dessus auront été rigoureusement observées. »

FIÈVRES ÉRUPTIVES [1]

VI. — VARIOLE. — VII. — VARIOLOIDE. — VIII. — VARICELLE

Grâce à la merveilleuse découverte de la vaccine par Jenner, dont quelques aveugles ont encore l'audace de discuter les bienfaits, on peut sûrement se garantir de ces maladies, si l'on a soin de se faire vacciner tous les huit ans.

Au moment des épidémies, les personnes chez lesquelles le vaccin n'aurait pas pris ne devront pas hésiter à se faire revacciner.

Le vaccin de génisse de pulpe glycérinée est, en général, préféré au vaccin humain. Comme il peut être expédié très facilement et qu'il donne de très bons résultats, il rend les vaccinations excessivement commodes dans l'armée, dans les couvents et les collèges, toutes les fois, en un mot, qu'on doit opérer sur un grand nombre d'individus.

La variole a à peu près disparu de l'armée, depuis que les vaccinations et les revaccinations sont pratiquées, non seulement sur les recrues, mais encore sur les anciens soldats, sur les réservistes et sur les territoriaux. Le ministre de la Guerre, en ordonnant les vaccinations sur toutes les catégories d'individus passant par l'armée, a rendu un très grand service à l'humanité.

La vaccination est aujourd'hui exigée dans les écoles pour tous les enfants. Comme l'instruction est obligatoire,

[1] Voyez *Appendice*, p. 301.

et comme la revaccination l'est également dans l'armée où passe la plus grande partie de la population, il est permis d'espérer que la variole disparaîtra bientôt de notre pays.

Il serait très avantageux, comme on l'a dit à l'Académie de médecine, qu'un service régulier de vaccination, fonctionnant dans toute l'étendue du territoire, fût organisé de telle façon que chacun puisse se faire vacciner et revacciner à jour fixe, sans déplacement et sans frais.

Les varioleux doivent être soignés dans une salle isolée et par un personnel spécial bien vacciné.

Mais, afin de ne pas exiger des précautions inutiles, il faut savoir que le degré de diffusion du contage variolique est assez borné et qu'il ne s'étend pas très loin par l'atmosphère.

Après des observations très précises au fort de Bicêtre, pendant le siège de Paris, M. le médecin-inspecteur général Colin a montré qu'une zone de séparation de 50 mètres était largement suffisante. Ainsi, dans un hôpital, un pavillon éloigné de 200 mètres des autres bâtiments pourra être aménagé pour des varioleux, sans danger pour les autres malades, si les infirmiers chargés de les soigner ne vont pas dans les autres salles.

Le germe morbide étant souvent apporté par les vêtements, l'individu qui vient de visiter un varioleux devra changer d'effets et surtout s'abstenir d'aller dans une maison où se trouvent des enfants non vaccinés. Du reste, quand un cas de variole se déclare, il faut prendre les plus grandes précautions d'isolement et de désinfection. (V. *Antisepsie médicale et désinfection*, p. 1 et 6.)

Nous donnons ci-après l'instruction du Comité consultatif d'Hygiène du département de la Seine :

INSTRUCTION CONTRE LA VARIOLE

Il n'y a qu'un seul moyen, et ce moyen est infaillible, de prévenir et d'arrêter les épidémies de variole : c'est la vaccination ou la revaccination.

I. — ISOLEMENT DU MALADE. — Le malade atteint de la variole doit être isolé ; il doit être tenu dans un état constant de propreté.

Les personnes appelées à lui donner des soins doivent avoir été vaccinées ou revaccinées récemment.

Elles pénètrent seules près de lui.

Lorsqu'elles sortent de la chambre du malade, elles se lavent les mains avec du savon et une solution désinfectante.

II. — CHAMBRE DU MALADE. — Les rideaux, tentures, tapis, sont enlevés.

Le lit est placé au milieu de la chambre.

La chambre est aérée plusieurs fois par jour.

Les poussières du sol de la chambre sont enlevées chaque jour.

Avant le balayage, on projettera sur le plancher de la sciure de bois humectée avec une solution désinfectante.

Les poussières recueillies seront immédiatement brûlées.

III. — DÉSINFECTION. — Mêmes observations que celles qui sont indiquées au sujet de la fièvre typhoïde (p. 37).

IV. — HYGIÈNE PRIVÉE. — *Déclaration obligatoire.* — Tout cas de variole ou de varioloïde doit être déclaré à la mairie.

Transport à l'hôpital ou dans une ambulance spéciale. — Lorsqu'un cas de variole ou de varioloïde se déclare dans une chambre renfermant plusieurs habitants, si l'isolement n'est pas possible, le malade est transporté à l'hôpital ou dans une ambulance spéciale.

Les chances de guérison sont alors plus grandes, et la transmission n'est pas à redouter.

Voitures. — Les voitures dans lesquelles ont été transportés des malades atteints de variole ou de varioloïde doivent être désinfectées; elles seront lavées avec l'une des solutions fortes.

V. — Revaccination. — Les habitants de la maison dans laquelle s'est déclaré un cas de variole ou de varioloïde doivent être immédiatement revaccinés. Il en est de même des habitants des maisons voisines, et, en cas d'épidémie, tous les habitants de la ville ou du village doivent être immédiatement vaccinés.

Il est faux de dire que la vaccination et la revaccination sont dangereuses en temps d'épidémie de variole; la pratique de ces opérations est, au contraire, le seul moyen d'arrêter l'épidémie.

IX. — ROUGEOLE. — X. — SCARLATINE

Les malades atteints de ces fièvres éruptives devront être isolés dès les premiers symptômes de la maladie et n'être visités que par les personnes chargées de leur donner des soins. Dans l'armée surtout, on ne doit pas laisser entrer à l'hôpital les soldats qui veulent voir leur *pays*.

Les produits épidermiques des malades propagent souvent la variole, la scarlatine et la rougeole. Il faut donc avoir soin de *ne pas jeter les produits des balayures des chambres des malades, mais prendre la précaution de les brûler*.

Les vêtements, la literie, les linges seront stérilisés à l'étuve de Genest et Hercher. Les chambres devront être soumises à la désinfection, comme il est indiqué à la notice de la page 6, mais en employant le soufre à la dose de 60 grammes par mètre cube, au lieu de 30 grammes, quantité insuffisante pour détruire les germes des fièvres éruptives (Czerniki).

4

Le grattage des parois avec la mie de pain incinérée ensuite, indiqué dans une ordonnance du préfet de police de Berlin, en date du 8 février 1887, paraît être d'une efficacité réelle. Mais c'est un procédé peu pratique auquel on doit préférer la méthode imaginée par P. Guttmann et Merkc, à l'hôpital de Moabit, à Berlin (1887), et qui consiste à asperger les parois et les planchers de l'appartement avec une solution de sublimé au 1000ᵉ à l'aide d'un appareil analogue à un vaste pulvérisateur de Richardson[1]. L'auteur recommande tout spécialement ce procédé qui, outre qu'il atteint tous les germes d'une façon plus sûre que la solution phéniquée, inefficace même au titre de 50 pour 100, n'a aussi que des avantages au point de vue de la propreté générale des habitations.

D'après Guttmann, « cette façon de faire ne présente pas plus de danger pour les ouvriers, s'ils ont soin de se recouvrir la figure d'un masque pour éviter l'action irritante du bichlorure sur la muqueuse oculaire, que pour les habitants qui doivent occuper le local après son épuration. Si l'on fait suivre la première pulvérisation d'une seconde avec une solution de carbonate de soude à 10 pour 1000, quand les parois sont sèches, il se forme une combinaison insoluble d'oxychlorure de mercure, que l'on peut facilement faire disparaître en époussetant les parois avec un plumeau. »

Les malades ne pourront sortir que lorsqu'ils ne présenteront plus aucune desquamation ni aucun catarrhe des voies lacrymales, nasales et pulmonaires. Enfin ils devront être désinfectés eux-mêmes par de grands bains savonneux

---

[1] Le pulvérisateur de Genest et Hersher, adopté dans l'armée, est un excellent appareil.

ou antiseptiques. Ces bains doivent être tièdes, d'une durée d'une heure et répétés jusqu'à entière desquamation. Sur la face et sur le cuir chevelu on appliquera des pommades au sublimé au 1000°.

L'antisepsie buccale (V. p. 174) chez les malades atteints de fièvre éruptive est une mesure de précaution indispensable, surtout chez les scarlatineux, non seulement pour éviter les infections secondaires, mais aussi pour empêcher la propagation de la maladie. En effet, la plupart des complications de la scarlatine paraissent dues à la pénétration de streptocoques par le pharynx. Dans le service de M. Jaccoud on faisait, plusieurs fois par jour, des irrigations boriquées dans la bouche des malades. De plus, on pratiquait, au besoin, sur les amygdales des attouchements avec de la ouate hydrophile imbibée de glycérine phéniquée. En outre, comme précaution générale, on s'attachait surtout à éviter le froid, et les enfants étaient maintenus au lit pendant quatre semaines. Enfin, leur alimentation était surveillée avec soin et composée surtout de lait en abondance. M. Jaccoud a dit, depuis longtemps, qu'il n'y avait pas de néphrite grave chez les scarlatineux qui boivent du lait, et c'est là un précepte extrêmement utile à suivre.

Quand une épidémie de fièvre éruptive se déclare dans un dortoir, il est prudent de mettre en quarantaine les voisins des premiers malades. Les fièvres éruptives étant contagieuses dès les prodromes, des salles d'observations seront de rigueur pour l'*isolement préventif*. Il ne faut pas songer au campement sous la tente à cause du froid qui exposerait à de graves complications les hommes qui se trouveraient en période d'observation. Dans les familles,

les parents ont généralement le tort de ne pas isoler les enfants atteints de rougeole, sous prétexte que cette affection est bénigne. Il ne faut pas oublier que les rougeoles sont assez souvent mortelles dans le premier âge, surtout en hiver, quand elles se compliquent de broncho-pneumonie.

En résumé, dans toutes les fièvres éruptives, il faut observer une *antisepsie médicale rigoureuse*, aussi bien dans les familles qu'à l'hôpital. (V. *Antisepsie médicale*, p. 1.) M. le Dr Grancher, à l'hôpital des Enfants, a commencé par faire entourer les lits destinés aux enfants suspects de maladies contagieuses d'une sorte de paravent métallique, qui empêche les autres enfants de s'en approcher et les isole ainsi dans une certaine mesure pendant le temps de leur séjour nécessaire au diagnostic. Pour son alimentation, l'enfant reçoit tous les objets nécessaires à son repas, dans un panier en fil de laiton. L'infirmière chargée de ce soin étend sur le lit une toile en caoutchouc, apporte de l'office le panier tout garni et, le repas achevé, le rapporte à l'office et le plonge, avec son contenu et la toile en caoutchouc dans une chaudière d'eau bouillante. De plus, une infirmière spéciale a la charge de s'occuper de tous les enfants ainsi mis en quarantaine. Elle doit, après chaque contact avec un enfant suspect, se laver les mains au sublimé et changer de tablier ; elle doit surtout ne toucher à aucun autre enfant. Enfin les objets contaminés sont désinfectés à l'étuve.

Des désinfections bien exécutées sont nécessaires pour les cas de fièvres éruptives, parce que leur contage peut se maintenir plusieurs mois dans une chambre sans devenir inactif. Des épidémies de rougeole persistent longtemps dans la même ville avant de gagner les environs comme si « le germe rubéolique était en quelque sorte pesant ». (COLIN.) Pour préserver la population des fièvres éruptives qui sont très contagieuses et d'autres affections épidémiques, il serait absolument nécessaire de soumettre les habitants à certains règlements sanitaires. Des lois existent pour protéger la santé des bestiaux (loi du 21 juillet 1881, prescrivant la déclaration des animaux atteints d'affections contagieuses). Pourquoi ne pas faire de même pour les maladies humaines d'un caractère épidémique ?

En Angleterre, le *bill* interdit de souiller les rivières en y jetant des ordures. Quand une maladie contagieuse se déclare, l'autorité sanitaire est prévenue et fait procéder à la désinfection nécessaire. Grâce à ces mesures prophylactiques, Londres est de toutes les grandes capitales de l'Europe celle où la moyenne des décès est la moins élevée.

Il serait temps d'imiter nos voisins au point de vue de l'hygiène et de suivre les conseils du Comité consultatif d'Hygiène, qui, en 1888, déclarait, sur le rapport de M. Brouardel : « Qu'il serait utile pour la santé publique : 1° que le médecin appelé auprès d'un malade atteint de certaines maladies épidémiques fût tenu d'en faire la déclaration ; 2° qu'une statistique des causes de décès, basée sur les déclarations des médecins traitants, fût organisée dans toute la France, d'après le système adopté par l'Académie de médecine pour la ville de Paris, par l'Association générale des médecins de France. »

On doit laisser dire les partisans de la liberté à outrance.

Sous prétexte qu'on est libre, on n'a pas le droit de nuire à son voisin. Toute une région peut être contaminée par l'insalubrité d'une quelconque de ses parties, et il ne faut pas que l'intérêt de tous soit compromis par l'incurie de quelques individus ignorants et entêtés.

XI. — OREILLONS

Les oreillons, ainsi que l'a fait remarquer M. le médecin-inspecteur Colin, doivent se classer avec les fièvres éruptives. Comme ces maladies, les oreillons sont épidémiques, sévissent de préférence sur les enfants et les soldats et présentent une période d'incubation et d'invasion.

Toutes les précautions que nous avons indiquées plus haut au sujet des fièvres éruptives (V. p. 46) sont donc également applicables aux oreillons.

La durée de l'isolement sera, à partir du premier jour de l'invasion, de quinze ou vingt-cinq jours, ou mieux de dix jours après la disparition des symptômes locaux (Dr OLLIVIER).

DURÉE DE L'ISOLEMENT DANS LES FIÈVRES ÉRUPTIVES. — D'après le Dr Ollivier, pour éviter la contagion, la durée de l'isolement des malades doit être, à partir du début de l'éruption :

Pour la variole............	40 jours
— varioloïde........	40 —
— scarlatine........	40 —
— rougeole.........	16 —
— varicelle.........	16 —

C'est surtout dans les écoles qu'il est important d'exiger l'isolement pendant la convalescence.

L'isolement des convalescents ne dispense pas de la

désinfection corporelle par les bains antiseptiques et savonneux.

Le Comité consultatif d'Hygiène publique de France a adopté les instructions suivantes sur les précautions à prendre : 1° contre la rougeole ; 2° contre la scarlatine.

I. — Mesures contre la rougeole

I. — Isolement du malade. — Le malade atteint de rougeole doit être isolé.

Il est surtout nécessaire d'éloigner les enfants de moins de cinq ans, parce que, chez eux, la maladie est ordinairement plus grave.

L'isolement devra durer trois semaines, à partir du début de la maladie ; aussi, avant de faire rentrer à l'école les enfants qui ont eu la rougeole, il faudra laisser s'écouler un intervalle d'au moins trois semaines, à partir du début de la maladie. Il sera également nécessaire de leur faire prendre auparavant un bain savonneux, ce qui ne peut avoir lieu que lorsque le catarrhe bronchique a tout à fait disparu.

Le malade est tenu dans un état constant de propreté. Les personnes appelées à donner des soins au malade doivent être prises parmi celles qui ont déjà eu la rougeole ; elles pénètrent seules près de lui ; elles doivent se laver les mains fréquemment, et avant le repas, avec du savon et une solution désinfectante.

II. — Chambre du malade. — Mêmes prescriptions que pour la variole (p. 48).

III. — Désinfection. — Mêmes prescriptions que pour la fièvre typhoïde (p. 37).

IV. — Hygiène privée. — Mêmes prescriptions que pour la variole (p. 48).

II. — Mesures a prendre contre la scarlatine

I. — Isolement du malade. — Le malade atteint de scarlatine doit être isolé. La durée de l'isolement doit être de quarante jours à partir du début de la maladie.

Le malade est tenu dans un état constant de propreté Les personnes appelées à lui donner des soins pénètrent seules près de lui.

Elles s'astreignent aux règles suivantes : Ne prendre aucune boisson ni aucune nourriture dans la chambre du malade ; se laver les mains fréquemment et avant le repas avec du savon et une solution désinfectante.

Elles devront sortir plusieurs fois dans la journée au grand air, et ne pas séjourner nuit et jour dans la chambre du malade.

II. — Chambre du malade. — III. — Désinfection. — IV. — Hygiène privée. — Mêmes précautions que pour la variole et la fièvre typhoïde (p. 37 et 48).

XII. — MÉNINGITE CÉRÉBRO-SPINALE ÉPIDÉMIQUE

Cette maladie, considérée par Laveran comme une scarlatine anomale, atteint surtout les soldats. L'encombrement n'est pas une cause, mais la transmissibilité est presque certaine : les troupes emportent l'épidémie avec elles.

Quand une épidémie de méningite cérébro-spinale se déclare dans une caserne, il faut isoler les malades le plus tôt possible, désinfecter les locaux et ordonner aux hommes de rester le moins possible dans les chambres. Une très bonne mesure consiste à renvoyer un grand nombre d'hommes dans leurs foyers.

Si l'épidémie prend des proportions sérieuses, il faut faire évacuer la caserne, au besoin ordonner de camper sous la tente, jusqu'à ce que la désinfection des locaux soit complète.

XIII. — ÉRYSIPÈLE

On sait aujourd'hui que l'érysipèle est une affection contagieuse due à des microbes auxquels on a donné le nom de streptocoques.

On devra donc isoler les sujets atteints de cette maladie, dès qu'elle vient à se déclarer dans un hôpital ou une ambulance.

« Les connaissances que nous possédons aujourd'hui sur la nature même de l'érysipèle imposent au chirurgien le devoir d'isoler les sujets atteints de cette maladie, dès qu'elle vient à se déclarer dans un hôpital ou une ambulance. On les fera transporter dans une salle à part et, mieux, sous une tente. La salle infectée devra être nettoyée, lavée, aérée et, si faire se peut, évacuée.

Dans tous les cas, pendant un certain temps, le chirurgien s'abstiendra de toute intervention sanglante sur les malades de ce local, où il ne mettra pas non plus ses opérés.

Dans la pratique civile, les règles de l'hygiène étant plus facilement applicables, il sera bon d'avoir pour le malade deux lits dans deux chambres différentes; on le changera de douze heures en douze heures. Les pièces pendant ce temps-là seront ventilées.

Les relations de l'érysipèle avec les fièvres puerpérales graves étant admises et bien établies aujourd'hui, le médecin doit prendre les plus grandes précautions s'il doit peu après visiter de nouvelles accouchées. Il éloignera, le plus possible, ses visites, changera de vêtements, se lavera les mains à l'acide phénique, etc... Il ne saurait être trop circonspect, la moindre imprudence de sa part pouvant occasionner des accidents terribles [1].

Dans les services de médecine, il n'est pas toujours facile d'isoler les hommes atteints d'érysipèle de la face. Dans ce cas, il faut laisser quelques lits vides autour de ces malades, et mettre en pratique l'antisepsie médicale, recommandée par L. Championnière, Verneuil, Grancher, Laveran.

L'antisepsie externe est la meilleure façon de soigner l'érysipèle médical, qui est identique à l'érysipèle chirurgical. Il n'y a plus lieu, dit avec raison le Dr Burlureaux, de maintenir plus longtemps une destication que ne légitiment ni la clinique, ni la thérapeutique, ni la bactériologie. (V. *Arch. de médecine militaire*, t. XV, p. 255.)

Nous donnons plus loin, page 288, au sujet de l'érysipèle chirurgical, les recommandations de M. Verneuil, qui s'appliquent fort bien à l'érysipèle médical. (V., en outre, l'*Antisepsie médicale*, p. 1.)

XIII bis. — FIÈVRE PUERPÉRALE

Cette redoutable maladie est due à plusieurs éléments microscopiques, surtout au streptocoque, microbe de l'érysipèle. Aussi on ne saurait trop recommander aux médecins, aux sages-femmes, à toutes les personnes qui ont visité un malade atteint d'érysipèle, furoncle, panaris, lymphangite, phlegmon ou autre affection microbienne, de s'abstenir de soigner une nouvelle accouchée. Dans

---

[1] V. *Traité de pathologie externe*, par POULET et BOUSQUET, p. 271.

tous les cas, avant d'examiner une femme sur le point d'accoucher, on devra toujours prendre les précautions antiseptiques les plus rigoureuses. (V. *Antisepsie*, p. 268 et 289.) On devra se laver les mains au savon et à l'eau chaude, et enfin à l'alcool ou à la liqueur de Van Swieten.

Comme les microbes se trouvent surtout sous les ongles, ceux-ci devront être nettoyés à l'aide de la lime et de la brosse. Pour se graisser les doigts, on devra employer de la vaseline boriquée, ou mieux de la vaseline au sublimé au 1000°.

Avant l'accouchement, la femme enceinte devra se laver l'orifice du vagin avec une solution de sublimé au 1000°, coupée par moitié avec de l'eau chaude. La même solution devra être employée de la même façon pour toutes les lotions et les injections après l'accouchement.

Pour les sages-femmes, le Dr Budin recommande le paquet suivant pour un litre d'eau :

Sublimé...	0 gr. 25
Acide tartrique...................................	1 gr.
Solution alcoolique de carmin, d'indigo sec à 5 pour 100..	une goutte

Employer la ouate hydrophile de préférence aux éponges.

Une très bonne précaution consiste à placer entre les grandes lèvres un petit tampon de ouate hydrophile imbibée d'une solution de sublimé au 1000°.

Grâce aux soins antiseptiques, on peut toujours éviter la fièvre puerpérale. La mortalité due à cette affection, qui était en 1864 de 18 pour 100 à la Maternité de Paris, est tombée à moins de 1 pour 1000 depuis qu'on observe l'antisepsie.

XIV. — DIPHTÉRIE

(Angine diphtéritique, laryngite diphtéritique, croup)

La diphtérie vraie, maladie extrêmement contagieuse, est causée par des bacilles bien étudiés par Loëfler, en 1884, et qu'on retrouve toujours dans les fausses membranes diphtéritiques.

Les enfants devront être éloignés au plus vite, non seulement de la chambre, mais de l'appartement occupé par le malade. Les parents qui soignent le diphtéritique devront même s'astreindre à ne pas aller les voir, de crainte d'apporter avec eux le germe morbide.

Ils attendront, pour se permettre cette visite, une autorisation catégorique du médecin. En effet, dans certains cas, la voix et la respiration redeviennent normales, et on peut croire à la guérison, tandis que c'est un simple arrêt dans le cours de l'affection ; quelquefois aussi les phénomènes s'atténuent et prennent l'apparence chronique ; *mais, dans ces deux formes, les membranes rejetées, bien que souvent imperceptibles, continuent à être contagieuses.*

CONDUITE A TENIR PAR CEUX QUI SOIGNENT UN DIPHTÉRIQUE. — « La diphtérie est relativement rare chez les adultes ; cependant des exemples, malheureusement trop fréquents, démontrent la possibilité de la contagion.

« Les parents devront suivre une hygiène sévère, prendre leurs repas à des heures réglées et toujours en dehors de la chambre du malade. Ils éviteront de se fatiguer outre mesure et se relayeront, de façon à rester peu de temps de suite auprès du malade.

« L'enfant ne sera ni tenu dans les bras, ni embrassé, et on prendra garde de respirer directement son haleine. Les excoriations que l'on pourrait avoir sur le visage ou les mains seront mises à l'abri, soit par un linge, soit par de la baudruche gommée.

« Un appareil vaporisateur contenant l'acide phénique à 1 pour 100 sera installé dans la pièce, de façon à charger l'atmosphère de vapeurs antiseptiques et à l'imprégner d'humidité chaude.

« Nous engageons vivement les infirmiers à se gargariser, matin et soir, avec de l'eau boriquée (acide borique, 3 grammes ; eau chaude, 100 grammes), et à laver leurs yeux et leurs lèvres avec cette solution, s'ils pensent que le malade, en toussant, a jeté des débris de membranes sur ces parties.

« Ici se présente la question du masque. Sans nous opposer à ce qu'on s'en serve, nous le croyons peu pratique ; le port de lunettes, au contraire, sera utile. On pourrait, en outre, au moment où on essaye de nettoyer le fond de la gorge, appliquer sur l'orifice de ses propres narines et de sa bouche un morceau de tarlatane doublé d'une couche de ouate et retenu en arrière par des cordons.

« Les linges, même ceux dans lesquels le diphtérique s'est simplement mouché, devront être désinfectés ou passés à l'étuve. »

Après la maladie. — « Les meubles, les tapis, les tentures, qui servent de réceptacle aux germes, devront être battus et purifiés ; des fumigations désinfectantes seront faites rigoureusement. Les parquets et les peintures seront lavés [1]. » (SANNÉ.)

Les désinfections des habitations par les vapeurs sulfureuses donnent d'excellents résultats; mais les désinfections avec une solution acide de sublimé au 1000°, à l'aide du vaste pulvérisateur de Genest et Herscher, paraissent préférables, d'après les observations que nous avons faites dans les épidémies diphtéritiques du IXe corps d'armée. (V. *Notice sur la désinfection*, p. 6.)

On ne doit pas laisser sortir trop tôt les convalescents diphtériques. Leurs crachats contiennent longtemps des bacilles qui peuvent semer la contagion. La vitalité du bacille de la diphtérie est assez grande. Les fausses membranes desséchées contiennent des bacilles pendant cinq mois si elles sont enfermées dans un linge (VAILLARD). La chaleur tue bien les bacilles de la diphtérie. Aussi faut-il toujours désinfecter les linges, les vêtements et la literie des diphtériques par l'eau bouillante, ou mieux par la vapeur sous pression à l'aide de l'étuve de Genest et Herscher.

Nous ne saurions trop recommander les désinfections par ce dernier appareil, qui soumet, sans les détériorer, les tissus contaminés à une température de plus de 130°, chaleur à laquelle aucun microbe ne saurait résister.

La muqueuse du pharynx étant le lieu d'élection pour l'agent de la diphtérie, l'antisepsie buccale est le meilleur moyen prophylactique en temps d'épidémie diphtéritique. Les personnes qui se lavent la bouche et la gorge avec des solutions de borate de soude, d'acide phénique ou de

---

[1] Dr GALTIER-BOISSIÈRE, *Des moyens de se préserver des maladies épidémiques.*

sublimé sont sûrement à l'abri de la diphtérie. Nous sommes persuadés qu'on pourrait enrayer une épidémie de diphtérie dans les collèges et les casernes en ordonnant ces lotions antiseptiques de la muqueuse buccale dès l'apparition des premiers cas d'angine pseudo-membraneuse. (V. *Antisepsie buccale*, p. 174.)

En temps d'épidémie, dans l'armée ou dans les collèges, tous ceux qui éprouveront le moindre mal de gorge se présenteront de suite à la visite du médecin. L'angine diphtéritique est peu douloureuse au début; il importe cependant d'agir vite et d'isoler les malades.

Voici les instructions adoptées par le Comité consultatif d'Hygiène publique de France :

Instructions contre la diphtérie. — Le germe de la diphtérie est contenu surtout dans les fausses membranes et les urines. Il se propage par des produits de l'expectoration et par l'urine. La maladie se transmet aussi par le linge et les vêtements.

On devra accorder une sérieuse attention aux maux de gorge les plus légers, le germe de la diphtérie ne se développant que sur une muqueuse déjà malade. Aussi doit-on traiter d'emblée toute angine par des irrigations et des applications antiseptiques.

I. — Isolement du malade. — Le malade atteint de diphtérie doit être isolé.

Le malade est tenu dans un état constant de propreté.

Les personnes appelées à lui donner des soins pénètrent seules près de lui.

Elles s'astreignent aux règles suivantes : ne prendre aucune boisson ni aucune nourriture dans la chambre du malade; se laver les mains fréquemment et toujours avant le repas, avec du savon et une solution désinfectante.

Si ces personnes ont des crevasses ou de petites plaies, soit aux mains, soit au visage, elles auront soin de les recouvrir d'une couche de collodion. Elles éviteront d'embrasser le malade, de respirer son haleine et de se trouver en face de sa bouche pendant les quintes de toux. Elles devront sortir plusieurs fois dans la journée au grand air et ne pas séjourner nuit et jour dans la chambre du malade (p. 37).

II. — Chambre des malades. — III. — Désinfection. — IV. Hygiène privée. — V. — Hygiène publique. — Mêmes prescriptions que celles indiquées pour la fièvre typhoïde.

En outre des préceptes recommandés par cette instruction, il faut appliquer l'antisepsie médicale dans toute sa rigueur, comme le recommandent Grancher et Sevestre. La diphtérie se transmet par contact, aussi bien par les mains que par les linges. Aussi nous insistons, pour toutes les personnes qui soignent les diphtériques, sur le lavage des mains après chaque visite avec une brosse et de l'eau chaude, du savon et une solution antiseptique. Le médecin revêtira une blouse avant d'entrer voir le malade et la retirera en sortant. Les crachats seront reçus, autant que possible, dans des récipients contenant à l'avance de l'acide phénique, ou sur des compresses imbibées de la même substance. Les linges souillés seront désinfectés de suite. La chambre ne sera pas balayée à sec, mais essuyée avec une serviette humide. Cette précaution a pour but d'empêcher le transport du germe diphtéritique dans les voies respiratoires par l'intermédiaire des poussières atmosphériques. Après la mort ou la guérison du malade, la literie sera passée à l'étuve à 115°, et la chambre sera désinfectée, comme nous l'avons dit plus haut, par l'acide sulfureux ou, mieux, par les pulvérisations d'une lotion de sublimé au 1000°, acidulée par l'acide tartrique. Les convalescents prendront quelques bains savonneux suivis d'une solution au sublimé, se gargariseront avec les solutions antiseptiques indiquées page 175 et resteront isolés pendant quinze

jours après leur guérison. M. le Dr Ollivier a prescrit
quarante jours d'isolement à partir du début de la maladie. (V., en outre, la *Notice sur l'antisepsie médicale*, p. 1,
et *sur la désinfection*, p. 6, et *Appendice*.)

XV. -- PALUDISME

(Malaria, fièvres intermittentes, rémittentes, continues ; cachexie
palustre, accès pernicieux, fièvres larvées)

On sait aujourd'hui que les fièvres intermittentes sont
dues à un hématozoaire découvert par M. le Prof. Laveran.

Le paludisme est à craindre chaque fois qu'on défonce
le sol sur une grande étendue ; mais sa cause la plus fréquente est l'existence des terrains marécageux (la Sologne,
la Bresse, les Charentes, l'Algérie, l'Italie, l'Indo-Chine).
Aussi le desséchement, le drainage, la culture ou bien
l'inondation des terrains à malaria sont d'excellents moyens
d'assainissement.

L'agent de la fièvre paludéenne est surtout dangereux
à la tombée de la nuit et au lever du jour. Autant que
possible, il faut donc éviter de sortir à la chute du jour et
à la rosée du matin dans les contrées où règne la malaria.

« C'est dans le but d'éviter les atteintes de la fièvre
palustre qu'on préférera toujours les plaines d'élévation
moyenne aux bas-fonds où se développe souvent cette fièvre,
particulièrement, mais non exclusivement, dans les pays
chauds. Non seulement on ne bâtira jamais de caserne à
côté d'un marais ou dans un endroit réputé *fiévreux*, mais
on fuira même toute localité recevant le vent qui, sans
avoir été brisé par d'autres constructions ou des rideaux
d'arbres, aurait passé sur un marais. L'altitude a, comme

moyen préventif contre la malaria, une influence très grande, quoique variable, suivant les localités. En tout cas, il est nécessaire, pour que l'élévation soit un préservatif utile, que l'altitude soit suffisante pour mettre la localité soit au-dessus des marais, soit au-dessus du niveau qu'atteignent les effluves dangereuses.

Le miasme peut prendre naissance jusqu'à 2,200 mètres de hauteur, comme l'ont noté Coindet et Libermann, pendant l'expédition du Mexique, et la limite minima à laquelle il faudra s'élever, non pas d'une manière absolue, mais relativement au foyer, varie elle-même, suivant les climats, c'est-à-dire suivant l'intensité de la cause toxique dont la chaleur augmente la puissance.

L'air des hauteurs est généralement tonique, et les collines, les plaines élevées seront, pour cette raison aussi, préférées aux plaines basses et surtout « aux cuvettes topographiques ». (L. Colin.) « Dans les pays où la chaleur et l'humidité impriment un funeste essor au dégagement miasmatique, on ne saurait trop rappeler aux chefs de l'armée, aux chefs des émigrations, les influences préservatrices de la climatologie verticale. » (Michel Lévy.)

La prophylaxie de la fièvre palustre, dans un pays à malaria, exige, autant que possible, l'habitation dans des locaux bien clos et à une certaine altitude ; le cantonnement vaut mieux que le campement ; la tente est supérieure au bivouac dont les feux seront un préservatif qu'il ne faudra pas négliger. Les distributions de café sont très utiles (Colin). On y joint parfois l'usage préventif de la quinine. L'influence de la radiation solaire sur la tête est préjudiciable le jour, comme le refroidissement pendant

la nuit. Il importe de ne pas oublier qu'une atteinte de
fièvre palustre, non seulement ne préserve pas d'atteintes
ultérieures, mais, au contraire, y prédispose.

Les personnes qui doivent aller dans un pays où règnent
les fièvres intermittentes devront, de préférence, partir
en hiver, époque ou le sol est le moins dangereux, de
façon à avoir le temps de s'acclimater. Elles devront chercher une habitation au centre des villes, qui est l'endroit
généralement le mieux protégé contre l'air des marais.

Quand on ne peut pas se soustraire aux émanations, le
matin ou la nuit, il faut faire allumer de grands feux.
Avant de sortir, dans la matinée, il faudra bien manger
et, surtout, prendre du café noir (COLIN).

L'action de fumer paraît posséder une action prophylactique. (*Règlement sur le service de santé en campagne de
l'armée prussienne*, p. 237.)

Le sulfate de quinine, administré comme traitement
préventif à la dose de 0 gr. 25 à 0 gr. 50, a donné de
très bons résultats. La quinine exerce une action destruc-
tive directe sur l'hématozoaire ; « ajoute-t-on une goutte
de solution de sulfate de quinine à une goutte de sang
palustre, on constate que les mouvements des flagella
disparaissent, et que les hématozoaires prennent leurs
formes cadavériques ; peut-être la quinine a-t-elle pour
effet secondaire et convergent de renforcer l'action protec-
trice des phagocytes [1] ».

L'arséniate de soude (0 gr. 003 à 0 gr. 005 par jour)
garantit aussi très bien du poison palustre les ouvriers qui
travaillent dans les régions à malaria.

---

[1] *Du paludisme et de son hématozoaire*, par le médecin principal
A. LAVERAN. 1890.

Pour les officiers, nous leur recommandons tout spécialement de prendre, dans un peu de vin, à leur principal repas, un peu d'alcoolé de quinquina ou une demi-cuillerée à café d'une solution d'arséniate de soude au 1000°. A l'époque où nous étions en Algérie comme médecin aide-major dans une région très malsaine, nous avions pris l'habitude de prendre à notre déjeuner une cuillerée à café d'alcoolé de quinquina dans un peu de vin pendant les dix premiers jours du mois. Les dix jours suivants, nous remplacions l'alcoolé de quinquina par une demi-cuillerée à café de solution d'arséniate de soude au 1000°. Pendant les dix derniers jours du mois nous laissions l'estomac se reposer. Nous nous sommes très bien trouvé de cette mesure préventive, et tous nos camarades de table ne tardèrent pas à nous imiter.

L'eau de boisson devra être attentivement surveillée, car il paraît démontré aujourd'hui qu'elle joue un grand rôle dans l'infection palustre (NIELLY-LAVERAN [1]).

Voici le résumé des moyens préventifs qui avaient été mis en usage parmi les ouvriers employés au percement de l'isthme de Panama :

A. A L'ÉGARD DES OUVRIERS. — 1° Embauchage d'individus robustes indemnes d'affection palustre antérieure;

2° Suspension des travaux pendant le mois de juillet et d'août;

3° Installation des ouvriers, pendant la nuit, dans les centres de population voisins, ou dans des baraques bien closes ;

---

[1] V. *Traité des fièvres palustres*, par A. LAVERAN.

4° Allumage, matin et soir, de grands feux au voisinage des chantiers ;

5° Augmentation de la résistance individuelle par l'interdiction du travail à jeun, par une alimentation substantielle, par l'usage de la flanelle ;

6° Envoi immédiat de tout malade à l'hôpital le plus voisin ;

7° Surveillance spéciale des sortants de l'hôpital, au point de vue des vêtements, de l'alimentation et de la continuation pendant quelques semaines de la médication spécifique.

B. A L'ÉGARD DU SOL. — 8° Utilisation des travaux du canal et du canal lui-même pour assainir la contrée ;

9° Aplanissement incliné et drainage superficiel des terrains remués ;

10° Transport direct et aussi rapide que possible des matériaux de déblais sur les points où il y a des nivellements à opérer ;

11° Ensemencement et culture intensive de ces terrains.

XVI. — SUETTE

Cette affection contagieuse nécessite les mêmes précautions prophylactiques que les fièvres éruptives. (V. page 40.)

XVII. — CHOLÉRA SPORADIQUE OU NOSTRAS
(Cholérine)

Éviter pendant les grandes chaleurs l'abus des vins doux et nouveaux, des acides, des fruits acerbes et surtout des boissons très froides (Littré). Dès les premiers symptômes de vomissement et de diarrhée, prendre quelques gouttes de laudanum ou, mieux, 5 grammes d'élixir parégorique dans une infusion de thé très chaude.

L'eau d'alimentation devra toujours être irréprochable. Pendant l'épidémie de 1892, la population civile, faisant usage de l'eau de Seine souillée par les égouts en aval de Paris, fut très éprouvée. Les militaires, au contraire, ne furent pas atteints par la maladie, parce qu'ils avaient l'ordre de ne boire que de l'eau de source, ou de l'eau filtrée, ou, à leur défaut, de l'eau bouillie aromatisée avec du thé (2 grammes par homme et par jour).

XVIII. — CHOLÉRA ÉPIDÉMIQUE OU ASIATIQUE

Le choléra a son foyer principal sur les bords du Gange, et ses diverses incursions en Europe ont été des importations par voie de terre en 1833 et en 1849, par voie de mer dans les épidémies ultérieures : d'où la nécessité, pour nous protéger contre ce fléau, de le combattre sur la mer Rouge pour l'empêcher de gagner l'isthme de Suez, puis l'Europe par la Méditerranée. A cet effet, une surveillance aussi active que sévère est indispensable dans le golfe d'Aden sur les navires à pèlerins, et à Suez sur les navires de commerce. Une fois l'Égypte envahie, le littoral nord de la Méditerranée est menacé, comme le prouve l'épidémie de 1884. Cette surveillance consiste dans le fonctionnement régulier de l'isolement quarantenaire des navires suspects, réduit au minimum de la durée indiquée par le temps d'incubation de la maladie et dans la désin-

fection réelle (aseptique) des navires (système Redard)
et d'objets contaminés (système Herscher) (FAUVEL,
PROUST). D'autre part, il est aujourd'hui démontré que,
« dans l'état des relations qui existent entre les peuples
de l'Europe centrale, les quarantaines terrestres, les cordons sanitaires et les fumigations des personnes sont des
mesures inutiles et même dangereuses. » (Congrès de
médecine publique d'Anvers en 1885); mais il est nécessaire de remplacer ces pratiques par l'observation et la
désinfection méthodiquement organisées sur les navires et
dans les stations frontières des grandes lignes par lesquelles on pénètre d'un pays infecté dans un pays indemne.
(Conférence internationale de Rome en 1885.)

Au Tonkin, le choléra est endémique : par un isolement rigoureux des malades, en détruisant les objets
usagers parce qu'il n'avait pas alors les étuves à désinfection aujourd'hui installées, le Directeur du Service de
Santé a empêché, dès 1885, l'extension des foyers et en-
travé les épidémies tout comme on arrêterait leur expan-
sion, après l'importation en Europe.

La prophylaxie du choléra, a-t-il écrit, est « tout entière
dans les soins préventifs à donner aux hommes atteints de
diarrhée même simple ; dans l'isolement hâtif, rapide et
absolu des malades suspects ou atteints de choléra confirmé, dans la désinfection chimique immédiate de leurs
vêtements, dans la destruction par le feu de tout ce qui,
ayant été à l'usage des cholériques, ne peut être ni assaini
ni désinfecté. Elle est, avant tout, dans la mise en quarantaine de rigueur des villages, des cantonnements, des
convois contaminés, dans le fractionnement des troupes
atteintes par la maladie, dans l'isolement prolongé des

convalescents. Il faut absolument exiger que tout homme atteint de diarrhée, même légère, se présente ou soit présenté d'office à la visite et isolé des autres malades ou de la chambrée. On le mettra au régime : on lui fera prendre de l'eau de riz et de l'opium (1 à 2 pilules de 0 gr. 05 chaque, ou 20 gouttes d'alcoolé d'opium, de laudanum ou 10 grammes d'élixir parégorique), ainsi que du thé chaud alcoolisé. On veillera à ce qu'il ne fasse pas d'excès d'aliments ou de boissons, ne se surexcite pas par des liquides alcooliques ; à ce qu'il porte sa ceinture de flanelle même la nuit ; à ce qu'il évite le froid et l'humidité. Il n'ira pas aux latrines communes ; ses matières seront spécialement désinfectées ; il sera, en réalité, en quarantaine d'observation. Dès l'apparition des premiers symptômes (selles, vomissements), le malade sera éloigné du casernement et transporté, avec tout ce qui est à son usage (sac, vêtement, literie), dans le local spécial dont le chef de poste aura fait choix : sa chambrée sera immédiatement évacuée, les murs seront blanchis à la chaux, le sol sera lavé avec un liquide désinfectant, les latrines auxquelles il a pu se rendre seront désinfectées de même. On surveillera l'état de santé des hommes qui habitaient la même chambre que le malade [1].

Pour le rapatriement des troupes de l'Extrême Orient, les mesures prophylactiques employées ont été : sélection des embarqués au départ de la localité suspecte ou du port d'embarquement, désinfection à bord, observation et isolement à l'arrivée [2].

---

[1] DUJARDIN-BEAUMETZ, *Instruction médicale à l'usage des postes militaires dépourvus de médecins;* Hanoï, 1886, p. 17.

[2] Voyez les prescriptions édictées à cet égard par les divers ministères compétents, *Revue d'Hygiène*, t. VIII, 1886, p. 279.

« En temps d'épidémie les précautions prescrites au Tonkin sont indispensables en tout pays ; les eaux de boisson et surtout les latrines et les divers agents possibles de contagion seront l'objet d'une surveillance plus rigoureuse encore que lorsqu'il s'agit de fièvre typhoïde. Et l'on suivra exactement les prescriptions contenues dans les instructions du Conseil de Santé du 1er décembre 1873 et du Comité consultatif de Santé du 20 juillet 1883 [1]. »

Les boissons fermentées, surtout quand on y ajoute de la glace, sont très dangereuses en temps d'épidémie cholérique.

Le lait peut servir de véhicule au germe cholérique, parce qu'il est mis souvent dans des récipients qui ont été lavés avec de l'eau contaminée. De plus, on le dilue fréquemment avec de l'eau de puits. Pour ces raisons, il sera toujours prudent de le faire bouillir.

L'eau de l'alimentation, souvent souillée par les selles, sert aussi très souvent de véhicule aux germes cholériques. Elle doit toujours être filtrée à l'aide du filtre Chamberland ou, mieux, bouillie, puis rendue digestive par l'addition de thé ou de vin. Pendant les épidémies, les personnes aisées laissent avec raison l'eau ordinaire de côté pour ne boire que des eaux de table légèrement minéralisées.

Il faut toujours prendre ces eaux chez des marchands dont on soit sûr, car, ainsi que l'a fait remarquer le Dr Galtier-Boissière, lorsque les épidémies se produisent, leur consommation devient énorme et il est arrivé que des intermédiaires peu scrupuleux ajoutaient simplement quelques sels à l'eau de leur fontaine.

[1] VIRY, *Hygiène militaire*, 2e édition.

Il faut réagir contre la crainte de la contagion qui est très exagérée. Le choléra atteint de préférence les peureux. « Il ressemble, a dit un spirituel écrivain, aux chiens hargneux qui courent après les voitures et se retirent piteusement quand celles-ci s'arrêtent. » Voici à ce propos une amusante recette de 1832 :

> Un quarteron d'indifférence,
> Autant de résolution,
> Dont vous ferez infusion
> Avec le jus de la patience.
> Point de procès, force gaîté,
> Deux onces de société,
> Avec deux dragmes d'exercice,
> Point de souci ni d'avarice,
> Trois bons grains de dévotion,
> Point de nouvelle opinion.
> Vous mêlerez le tout ensemble.
> Vous en prendrez, si bon vous semble,
> Autant le soir que matin,
> Avec un doigt de fort bon vin,
> Et verrez que cette pratique
> Au choléra fera la nique.

Les vers suivants, de M. G. Jollivet, méritent aussi l'attention :

AUX PARISIENS

> N'ayez pas peur. Une panique
> Trop aisément se communique
> A l'étranger dont vous riez.
> Puis le mal n'a plus de repaires.
> Cet Haussmann qu'ont raillé nos pères,
> Parisiens, vous a sauvés.
> Vos terreurs sont illégitimes ;
> Le fléau fait moins de victimes

Que dans leur cours persévérant
Les croups hideux, les typhoïdes
Dont les bulletins homicides
Sont lus d'un œil indifférent.
Soyez prudents ; mais quand le chlore
Sera venu gentiment clore
La porte au microbe bourreau,
Quand vous aurez, censeurs sévères,
Rationnant vos petits verres,
Fait sagement bouillir votre eau,
Chassez les funèbres pensées,
Foule par la crainte oppressée.
Sachez-le bien, le rire est sain,
C'est la panacée et le baume
Guérissant tout jusqu'au symptôme.
Le rire est un grand médecin,
Amusez-vous, courez la ville...

Les médecins, infirmiers, sœurs, étudiants, etc., tout l'héroïque bataillon de la Charité qui secourent sans une défaillance les cholériques, courent moins de dangers que ceux qui tremblent, transis de peur et les bras croisés au coin de leur feu (DECAISNE).

HYGIÈNE PUBLIQUE

*Extrait de l'Instruction populaire sur les précautions
à prendre en cas d'épidémie de choléra*

« En temps de choléra, il faut éviter toutes les grandes agglomérations d'hommes sur un même point ; ces réunions et ces foules deviennent facilement un foyer de propagation de l'épidémie.

L'accumulation des immondices, fumiers, résidus industriels en décomposition dans les cours et au voisinage immédiat des maisons doit être sévèrement prohibée. Ces amas en décomposition ne seront toutefois remués et enlevés qu'après avoir été arrosés avec une solution d'acide sulfurique au 100ᵉ. On arrosera avec le même liquide l'emplacement devenu libre.

Il faut, plus que jamais, empêcher la stagnation des matières dans les égouts, surtout au-dessous des bouches ouvrant sur la rue. Le lavage de ces bouches pourrait être fait avec un mélange au 100ᵉ au chlorure de zinc ; on peut encore y répandre de grandes quantités de bouillie de chlorure de chaux.

En temps d'épidémie de choléra, les opérations de vidange ne devraient être autorisées qu'à l'aide de tonneaux hermétiques, actionnés par la vapeur et brûlant les gaz sous les chaudières. Après chaque opération, le radier et les murs de la fosse doivent être désinfectés par la projection soit d'un mélange au 100ᵉ de chlorure de zinc, soit d'un lait de chaux obtenu en délayant 1 kilogramme de chlorure de chaux sec dans 50 litres d'eau. Il serait désirable que toutes les fosses fixes fussent surveillées et désinfectées par les soins de l'Administration.

La sécurité des habitants d'une maison ne peut être assurée que par la déclaration immédiate, à l'Administration municipale, de tout cas de choléra survenu dans la maison. Dans des circonstances aussi exceptionnelles, il est probable que les maires, usant des droits que l'article 3 du titre IX de la loi des 16-24 août 1790 leur confère en cas d'épidémie, rendront cette déclaration obligatoire. Le public comprendra que cette mesure n'est en rien vexatoire et que sa rigoureuse application est la principale garantie contre le danger de propagation du mal.

Cette déclaration doit être faite à la mairie avant l'expiration des vingt-quatre heures, par les soins et sous la responsabilité des personnes qui entourent le malade. Le médecin est tenu seulement de faire connaître sans retard aux personnes qui assistent le malade la nature véritable de l'affection.

Lorsqu'un cas survient dans un hôtel ou un logement garni, la déclaration doit être faite immédiatement au commissaire de police (Ordonnance du Préfet de police du

7 mai 1878). Les malades ne doivent pas séjourner, même vingt-quatre heures, dans cet hôtel ou garni ; ils seront transportés d'urgence, soit dans un hôpital spécial, soit dans une maison de santé affectée exclusivement à cet usage d'après une convention passée entre le gérant et l'autorité locale ; toutefois, les malades auront le droit de se faire transporter dans un appartement loué par eux, pourvu qu'il soit possible de les isoler ainsi sans danger pour les voisins.

La chambre occupée momentanément par un cholérique ne pourra être livrée à un nouveau voyageur ou locataire qu'après désinfection complète par la combustion de 30 grammes de soufre par mètre cube.

Quand plusieurs personnes occupent une même chambre et que l'une d'elles contracte le choléra, c'est faire courir le plus grand danger aux membres de la famille encore bien portants, et particulièrement aux enfants, que de vouloir traiter le malade dans la chambre commune. Il faut le faire transporter immédiatement dans un hôpital spécial ; là, tout est préparé pour un traitement rapide et de chaque instant ; contrairement à ce que croit le public, la chance de guérir est beaucoup plus grande à l'hôpital que dans un logement encombré, où tout manque pour des soins immédiats et incessants.

Dans toute maison où survient un cas de choléra, une inspection rapide doit être faite par un fonctionnaire sanitaire, d'abord pour constater la réalité de la maladie, puis pour s'assurer que toutes les mesures de désinfection ont été prises et qu'elles sont suffisantes.

Quand les garanties d'exécution et de sécurité ne seront pas complètes, les opérations de désinfection devront être faites par les soins de l'Administration.

Il sera nécessaire d'assurer, pendant vingt-quatre heures, un abri aux habitants du logement pour procéder à une purification sérieuse. C'est en prenant au début les précautions les plus rigoureuses qu'on peut empêcher les épidémies locales de devenir graves et de s'étendre. La chaleur portée à + 110° centigrades, surtout quand elle est humide, est le meilleur moyen de désinfection; elle est sans danger pour les tissus et les matières premières. Les municipalités pourraient facilement improviser ces étuves, en cas de besoin, en établissant des poêles de fonte qu'on chaufferait au rouge, dans des locaux loués à cet effet sur différents points des villes. Il suffirait de disposer des claies et des portemanteaux pour y suspendre les objets suspects; les poêles pourraient être alimentés du dehors, et une vitre scellée dans la muraille y permettrait la surveillance.

Dans chaque poste de police devrait se trouver un dépôt de matières désinfectantes. Des voitures spéciales viendraient prendre à domicile tout le matériel contaminé et le rendraient purifié.

Les lavoirs publics devront être l'objet d'une surveillance particulière, afin que le linge souillé par les cholériques ne soit pas lavé en commun; des dépôts de chlorure de chaux et de sulfate de cuivre permettraient d'y prendre les mesures de désinfection qui auraient été négligées dans la maison du malade.

Des salles d'hôpital et des voitures pour les y transporter doivent être spécialement affectées aux cholériques[1]. »

Les déjections cholériques sont seules dangereuses, et pendant peu de temps seulement, parce que la dessiccation tue les bacilles cholériques. La transmission du choléra ne peut pas se faire par l'air qui dessèche les bacilles. *La mesure prophylactique la plus importante consiste donc à recevoir les déjections des cholériques dans des vases renfermant un liquide antiseptique tuant le bacille du choléra.* Le sulfate de cuivre au 100ᵉ est une excellente solution (VAILLARD). Malgré toutes les précautions, les déjections cholériques vont souvent souiller la literie, les vêtements, les parquets, les fosses d'aisance et surtout les

[1] V. *Instruction populaire sur les précautions à prendre en cas de choléra.*

linges sur lesquels les bacilles peuvent vivre dix jours.

Il faut donc procéder à la désinfection rigoureuse de tous ces objets. Il est très important de recommander aux personnes qui soignent le malade de bien laver leurs mains avec des solutions désinfectantes. Elles contractent quelquefois le choléra en portant les doigts à leur bouche après avoir touché des linges souillés par les déjections cholériques. Voici les mesures qui ont été prises d'après les conseils de M. Proust, en 1890, aux frontières espagnoles, pendant que le choléra était menaçant de ce côté :

1° Visite médicale des voyageurs venant de l'Étranger ;

2° Arrêt des malades et des suspects ;

3° Examen des bagages, de façon à ne pas laisser pénétrer de linges sales, et les désinfecter immédiatement par une étuve à vapeur sous pression.

A l'arrivée de chaque train, les voyageurs seront conduits dans une salle et chacun d'eux subira l'inspection.

Toute personne atteinte de gastro-entérite devra être retenue et soignée au poste ; toute personne qui, sans présenter des signes de gastro-entérite, offrira des symptômes suspects, pourra être retenue en observation.

On remettra à chaque voyageur bien portant un passeport sanitaire qu'il présentera au maire de sa localité ; là il subira une nouvelle inspection et sera observé pendant le nombre des jours qui correspondent à la durée de l'incubation du choléra.

Le maire de la localité aura été avisé de l'arrivée du voyageur par une carte postale envoyée par la direction du poste.

Grâce à ce système, dans le cas où le voyageur serait atteint de choléra, il pourrait être immédiatement isolé et traité. Toute production de foyer se trouverait ainsi évitée.

L'examen des bagages devra être fait avec le plus grand soin et les linges sales ne seront rendus qu'après désinfection.

On proscrivit l'entrée des chiffons et drilles et des objets de literie, ainsi que des légumes et fruits poussant au niveau du sol.

Ces mesures très pratiques et très rationnelles n'ont imposé aucune entrave aux voyageurs, n'ont nullement troublé les relations internationales et ont donné les meilleurs résultats.

On voit qu'en résumé la contagion a lieu surtout par l'eau et par les mains ou les linges et les vêtements souillés de déjections cholériques, et que la meilleure prophylaxie consiste à ne boire que de l'eau très pure et à observer pour les malades les règles de l'antisepsie médicale. (V. *Désinfection*, p. 6.)

Les moyens prophylactiques que M. le médecin inspecteur Colin fit appliquer, en 1884, dans la garnison de Paris réussirent à merveille.

« I. — MESURES PRISES DÈS LE MOIS DE JUIN[1]. — 1° Renvoyer dans leurs foyers les soldats fatigués ou malingres ;
2° Diminuer les fatigues imposées aux militaires à l'époque où elles sont habituellement augmentées par les exercices préparatoires aux inspections ;
3° Éviter spécialement ceux des exercices qui nécessitent des concentrations de troupes ;
4° Suspendre tout travail de dix heures à deux heures ;

[1] Voyez *Arch. de médecine militaire*, t. V, « L'épidémie de choléra de l'armée de Paris, » par L. COLIN.

5° Exclure de l'alimentation les légumes aqueux ou crus;

6° Vêtir chaudement les hommes, interdire le pantalon de coutil, se préparer à leur distribuer des ceintures de flanelle;

7° Distribuer aux infirmeries régimentaires une quantité suffisante (40 kilogrammes par corps de troupe) de substances considérées comme les plus efficaces pour la désinfection des latrines et des matières excrémentitielles (sulfate de cuivre et chlorure de zinc).

Ces mesures étaient immédiatement appliquées. De plus, sur notre proposition, des dispositions étaient prescrites par M. le Gouverneur militaire pour aménager hors Paris, et particulièrement dans les forts de première ligne, les places nécessaires pour l'installation, au premier signal, de la majorité des troupes logées en ville, notamment de celles qui occupaient les casernes centrales.

II. — MESURES PRISES AU MOIS DE NOVEMBRE. — L'explosion du choléra à Paris, au début de novembre, devenait l'occasion de prescriptions nouvelles :

1° Suppression des distributions de lard et de biscuit;

2° Interdiction de la vente de charcuterie dans les cantines;

3° Allocation d'une ration de chauffage pour faire bouillir, chaque soir, l'eau destinée à la consommation du lendemain;

4° Port obligatoire de la ceinture de flanelle;

5° Réduction à une heure du temps de faction;

6° Evacuation et désinfection immédiate par l'acide sulfureux des chambres où se manifesteraient des cas de choléra.

Pour rendre plus rapide l'administration des secours, il fallait en outre :

1° Hâter la notification de tout cas de choléra confirmé ou suspect; à cet effet, il fut prescrit à tous les médecins de corps de renouveler, chaque jour, dans l'après-midi, leur visite du matin; ordre fut donné aux sous-officiers de signaler à qui de droit tout cas de maladie ou même d'indisposition parmi les militaires sous leurs ordres;

2° Assurer la rapidité du transport à l'hôpital : des voitures d'ambulance à deux chevaux, demandées au parc de Fontainebleau, furent transportées à Paris par les voies rapides; par ordre de M. le Gouverneur militaire, elles furent remisées dans différentes casernes et tenues constamment prêtes à être attelées à la première réquisition des médecins chefs de service sanitaire des corps de troupes ou détachements occupant ces quartiers ou les quartiers voisins.

Deux conducteurs et deux chevaux étaient affectés à chacune de ces voitures; ces conducteurs pouvaient ainsi se relayer, soit après chaque voyage, soit de jour ou de nuit.

Les malades étaient entourés de tous les moyens de caléfaction nécessaires (couvertures, briques chaudes, bouilloires, etc.).

A chaque voyage, après le transport du malade, la voiture subissait une double désinfection :

1° Avant de sortir de l'hôpital;

2° Dès sa rentrée à la caserne.

Nous ne saurions trop insister sur les bons résultats de cette mesure.

Nous pensons qu'elle a eu sa part dans la diminution de nombre et surtout de gravité des cas confirmés, à partir du 12 novembre, date de son application.

Il en est résulté, non seulement une réduction de la durée du trajet de la caserne à l'hôpital, mais chez les médecins du corps une décision plus prompte de l'envoi à l'hôpital, même en pleine nuit; en résumé, pour les malades, danger moindre de refroidissement pendant la route et installation plus rapide dans les services spécialement disposés pour leur traitement.

Ajoutons, comme autre bénéfice de cette mesure, la diminution des chances de contamination pour les porteurs, surtout pendant la nuit, où, exposés eux-mêmes au refroidissement, ils se seraient trouvés dans des conditions spécialement favorables à l'action des germes morbides.

Nous devions retirer de nos hôpitaux et de leur aménagement en vue de l'épidémie des avantages d'un autre ordre.

Grâce, en effet, à la réduction de l'effectif de la garnison et du nombre des congés de convalescence accordés en prévision de l'épidémie, chacun des hôpitaux militaires de Paris offrait de vastes ressources en locaux disponibles, d'un isolement relativement facile.

Nous pensâmes qu'il était rationnel de faire concourir ces ressources à l'assainissement des casernes par l'éloignement, de chacune d'elles, de ceux des malades, soit à l'infirmerie, soit à la chambre, qui fournissaient le contingent quotidien de l'épidémie. C'était appliquer le précepte auquel nous attribuons le premier rang dans la prophylaxie administrative des maladies épidémiques : *l'évacuation des foyers d'infection*.

Une fois l'épidémie terminée dans la garnison, restait à appliquer une dernière mesure : *la désinfection des quartiers contaminés*, mesure d'autant mieux indiquée que les casernes allaient, sous peu de jours, recevoir les recrues de la classe 1883. — Il y fut procédé, sur notre demande, au moyen de l'acide sulfureux. » (L. COLIN.)

RÈGLEMENT SANITAIRE INTERNATIONAL CONTRE LES ÉPIDÉMIES

(Choléra, Fièvre jaune, Peste).

Le Congrès de Vienne de 1887 a proposé une convention reposant sur les bases suivantes :

« 1° La déclaration de tout cas de choléra, de fièvre jaune ou de peste doit être rendue obligatoire (*Adopté à l'unanimité*) ;

2° Il est nécessaire de créer, au centre de l'Europe, dans un pays neutre, un bureau d'informations qui recevra télégraphiquement l'avis des premiers cas de ces maladies et des renseignements périodiques sur la marche des endémies ou des épidémies ; il transmettra immédiatement ces renseignements aux États contractants (*Adopté à la majorité ; 3 voix contre*) ;

3° La Convention insistera sur la nécessité de l'assainissement des ports et des différents centres de communication (éloignement rapide des immondices, construction de bons systèmes d'égouts, fourniture d'une eau potable irréprochable, etc. (*Adopté à la majorite ; 2 voix contre*) ;

4° Les États contractants s'efforceront d'empêcher l'embarquement des personnes suspectées de maladies infectieuses ou des marchandises et effets contaminés (*Adopté à l'unanimité*) ;

5° Les navires partant des foyers épidémiques ou endémiques de ces maladies devront être pourvus, par avance, des moyens d'assurer, pendant la traversée, l'isolement des malades et la désinfection (*Adopté à l'unanimité*) ;

6° A l'arrivée dans un port d'un navire venant d'un foyer épidémique ou endémique, une inspection sanitaire est obligatoire (*Adopté à la majorité*, 4 voix contre : 3 Italiens et un Allemand) ;

7° Quand il y aura des cas de choléra à bord, les malades seront immédiatement débarqués et isolés (*Adopté à l'unanimité*).

Les suspects seront gardés en observation jusqu'à ce que le diagnostic se soit affirmé (*Adopté par 45 voix contre 21*) ;

8° Le navire sera tenu en observation le temps nécessaire pour en assurer la désinfection et pour donner la certitude qu'il n'existe plus à bord de foyer de contagion (*Adopté à l'unanimité*) ;

9° Il sera établi, avant l'entrée dans le canal de Suez, une surveillance sanitaire internationale, au moyen d'agents désignés par le Conseil sanitaire international d'Alexandrie réorganisé, ayant le droit d'imposer les mesures nécessaires à la sécurité de l'Europe (*Adopté par 36 voix contre 23*) ».

Avec les puissants moyens de désinfection que nous pos-

sédons actuellement, les quarantaines peuvent être réduites,
d'après M. Brouardel, à quatre ou cinq jours.

Voici les instructions proposées par le Comité consultatif d'Hygiène publique de France :

INSTRUCTION CONTRE LE CHOLÉRA

*Le germe du choléra est contenu dans les déjections et
les matières de vomissements des malades. Il se transmet
surtout par l'eau, les linges et les vêtements.*

I. — PROPHYLAXIE PERSONNELLE. — Suivre une hygiène
sévère.

Éviter toutes les causes de fatigue, les refroidissements,
surtout lorsque le corps est en sueur ; les excès de toute
nature, de vin, de liqueurs alcooliques ; l'usage exagéré de
l'eau glacée.

S'abstenir de fruits verts, de crudités.

L'eau potable doit être l'objet d'une attention toute particulière ; elle devra être bouillie si son origine inspire des
doutes.

Les eaux minérales naturelles, dites eaux de table, sont
recommandées.

II. — ISOLEMENT DU MALADE. — Le malade atteint de choléra doit être isolé.

Le malade est tenu dans un état constant de propreté.

Les personnes appelées à lui donner des soins pénètrent
seules près de lui.

Elles s'astreignent aux règles suivantes :

Ne prendre aucune boisson ni aucune nourriture dans
la chambre du malade ;

Ne jamais manger sans s'être lavé les mains avec du
savon et une solution désinfectante.

III. — CHAMBRE DU MALADE. — La chambre est aérée plusieurs fois par jour.

Les rideaux, tentures, tapis et tous les meubles qui ne sont pas indispensables sont enlevés.

Le lit est placé au milieu de la chambre.

IV. — Désinfection. — Les désinfectants principalement recommandés sont : le sulfate de cuivre ; le chlorure de chaux fraîchement préparé ; le sublimé.

On fera usage de deux solutions suivant les circonstances indiquées plus bas.

L'une forte :

Sulfate de cuivre, chlorure de chaux ...	5 pour 100
C'est-à-dire :	
Sulfate de cuivre, chlorure de chaux ...	50 gr. dans 1 litre d'eau
Lait de chaux.....	20 pour 100

L'autre faible :

Sulfate de cuivre, chlorure de chaux ...	2 pour 100
C'est-à-dire :	
Sulfate de cuivre, chlorure de chaux ...	20 gr. dans 1 litre d'eau
Lait de chaux........................	7 pour 100

La solution de sublimé sera employée à 1 pour 1000 (forte) ou à un demi pour 1000 (faible), suivant les cas.

La solution de sublimé sera colorée avec la fuchsine ou l'éosine additionnée de 10 grammes d'acide chlorhydrique par litre.

Lavage de la figure et des mains. — Pour le lavage des mains, se servir de la solution faible.

Rinçage de la bouche. — Pour se rincer la bouche, employer une solution d'acide chlorhydrique au 4000° (4 grammes d'acide chlorhydrique pour un litre d'eau).

Déjections. — Toutes les déjections des malades (matières de vomissements et matières fécales) sont immédiatement désinfectées avec l'une des solutions fortes. Le lait de chaux est particulièrement recommandé.

Un verre de l'une de ces solutions est versé préalablement dans le vase destiné à recevoir les déjections.

Ces déjections sont immédiatement jetées dans les cabinets, qui sont également désinfectés deux fois par jour avec l'une des solutions fortes.

Cabinets d'aisances, éviers. — Comme les cabinets d'aisances, les éviers sont lavés deux fois par jour avec une des solutions fortes.

Linges de corps. — Les linges de corps souillés sont trempés immédiatement et restent pendant deux heures dans une des solutions fortes. Ils sont ensuite remis au blanchisseur, qui les maintient dans l'eau réellement bouillante pendant une demi-heure avant de les soumettre à la lessive.

Les linges non souillés sont plongés dans une solution désinfectante faible. Les mêmes précautions sont prises par le blanchisseur. Aucun de ces linges n'est lavé dans un cours d'eau. L'eau pouvant être ensuite bue deviendrait le point de départ d'une nouvelle épidémie.

Habits. — Les habits des malades et des gardes-malades sont placés dans une étuve à désinfection par la vapeur sous pression pendant une demi-heure ou bien dans l'eau maintenue bouillante pendant une demi-heure.

Si ces deux procédés ne peuvent être employés, les habits sont désinfectés par l'acide sulfureux de la façon qui est indiquée ci-dessous (*Désinfection du logement infecté*).

Les habits souillés par les déjections des cholériques sont plongés pendant une heure dans l'une des solutions fortes.

Planchers, tapis, meubles. — Les taches ou souillures sur les planchers, les tapis, les meubles, etc., sont immédiatement lavées avec l'une des solutions fortes.

Matelas, literie, couvertures. — Ils sont placés dans une étuve à désinfection par la vapeur ou, à son défaut, soumis à la désinfection par l'acide sulfureux.

Cadavres. — Les cadavres sont le plus promptement possible placés dans un cercueil étanche, c'est-à-dire bien joint et bien clos, et contenant une épaisseur de $0^m,05$ à $0^m,06$ de sciure de bois, de façon à empêcher la filtration de liquides.

Ils seront immédiatement enterrés.

Désinfection du logement infecté. — La chambre habitée par un malade atteint de choléra n'est habitée de nouveau qu'après désinfection complète.

A. *Désinfection par l'acide sulfureux.* — On procédera par la combustion de 40 grammes de soufre par mètre cube de l'espace à désinfecter en opérant de la façon suivante :

On colle quelques bandes de papier sur les fissures ou joints qui pourraient laisser échapper les vapeurs sulfureuses.

On fait bouillir sur un réchaud, pendant une demi-heure, une certaine quantité d'eau, de manière à remplir la chambre de vapeur.

Du soufre concassé en très petits morceaux est placé dans des vases en terre ou en fer peu profonds, largement ouverts et d'une contenance d'environ un litre.

Les vases en fer sont d'une seule pièce ou rivés sans soudure. Pour éviter le danger d'incendie, on place les vases contenant le soufre au centre de bassins en fer ou de baquets contenant une couche de $0^m,05$ à $0^m,06$ d'eau.

Pour enflammer le soufre, on l'arrose d'un peu d'alcool ou on le recouvre d'un peu de coton largement imbibé de ce liquide, auquel on met le feu.

Le soufre étant enflammé, on ferme les portes de la pièce et on colle des bandes de papier sur les joints.

La chambre n'est ouverte qu'au bout de vingt-quatre heures.

B. *Désinfection par le sublimé.* — La désinfection des murs crépis, blanchis à la chaux, couverts de papiers, de tenture, sera faite méthodiquement, sur toute la surface des parois des chambres, à l'aide de pulvérisations avec la solution forte de sublimé.

On commencera à pulvériser cette solution à la partie supérieure de la paroi, suivant une ligne horizontale, et l'on descendra successivement, de telle sorte que toute la surface soit couverte d'une couche de liquide en fines gouttelettes.

Les planches, carrelages, boiseries ou pisés seront lavés à l'eau bouillante, balayés, essuyés et arrosés avec la même solution.

L'Administration municipale veillera à la désinfection, et, au défaut des habitants, y procédera d'office.

Il est de son devoir d'assurer un abri aux habitants du logement pour procéder à une purification sérieuse.

La chambre n'est réhabitée qu'après avoir subi une ventilation d'au moins vingt-quatre heures.

V. — HYGIÈNE PRIVÉE. — *Eau potable.* — On doit veiller avec un grand soin à la pureté de l'eau potable.

En cas d'épidémie, boire de l'eau bouillie.

L'eau provenant des puits susceptibles d'être souillés est prohibée.

Les boulangers ne doivent jamais, dans la fabrication du pain, se servir de l'eau de ces puits.

Sont interdits dans les cours d'eau le lavage des linges contaminés, ainsi que la projection de toute matière des déjections.

Diarrhée prodromique. — Il y a lieu d'accorder une attention toute spéciale à l'état général de la santé publique, afin d'empêcher que les maladies accidentelles et peu graves par elles-mêmes, notamment celles des organes digestifs, ne créent des dispositions individuelles favorables au développement du choléra.

Il est donc nécessaire d'instituer des visites médicales préventives.

Les médecins désignés à cet effet exercent une surveillance sur la santé des habitants de leur quartier, et insistent près des familles sur la nécessité de traiter immédiatement les dérangements intestinaux.

Déclaration obligatoire. — Tout cas de choléra ou suspect de choléra doit être immédiatement déclaré à la mairie.

Isolement. — Le malade est immédiatement isolé.

Inspection. — Dans toute maison où survient un cas de choléra, une inspection est faite immédiatement par un médecin délégué de l'Administration municipale, qui prend d'urgence toutes les mesures nécessaires pour l'isolement et la désinfection.

Transport à l'hôpital ou dans une ambulance spéciale.

— Lorsqu'un cas de choléra se déclare dans une chambre renfermant plusieurs habitants, le malade est transporté à l'hôpital ou dans une ambulance spéciale.

Les chances de guérison sont alors plus grandes, et la transmission n'est pas à redouter.

Voitures. — Les voitures dans lesquelles ont été transportés des malades atteints de choléra doivent être désinfectées; elles seront lavées avec l'une des solutions fortes.

VI. — Hygiène publique. — Toutes les causes d'insalubrité qui préparent le terrain à l'invasion des épidémies doivent être écartées lorsqu'il s'agit du choléra.

Aussi les règles d'hygiène générale applicables en tout temps seront plus rigoureusement observées en temps de choléra, surtout en ce qui concerne : la pureté de l'eau potable; les agglomérations d'individus, les fêtes, les foires, les pèlerinages; la surveillance et l'approvisionnement des marchés ; la propreté du sol; le contrôle minutieux des puits et la recherche des causes possibles d'infection ; l'enlèvement régulier des immondices[1] ; la propreté des habitations ; la surveillance particulière des locaux, ateliers, chantiers, etc., destinés à la population ouvrière et industrielle; la propreté et la désinfection des fosses d'aisance; l'entretien et le lavage des égouts, etc.

La sollicitude de l'Administration doit surtout porter sur la salubrité des quartiers et des habitations qui, lors des épidémies antérieures, ont été frappés par le choléra.

Le Rapporteur,
A. Proust.

---

[1] *Ordures ménagères.* — Les ordures ménagères, placées dans une caisse bien fermée, sont arrosées deux fois par jour avec l'une des solutions fortes en quantité suffisante.

Quand la caisse a été vidée, on verse à l'intérieur un verre d'une solution désinfectante forte.

Fumier, amas d'immondices.—Les fumiers et amas d'immondices ne sont enlevés qu'après avoir été largement arrosés avec une des solutions désinfectantes fortes.

Si l'on craint l'invasion d'une épidémie, pendant la *période qui peut précéder* cette épidémie, les égouts, les canaux, etc., sont complètement curés, les fosses d'aisances vidées, de façon qu'il y ait le moins de mouvement de matières en putréfaction *pendant* l'épidémie.

Ces instructions ont été adoptées par le Comité consultatif d'Hygiène publique de France, dans sa séance du 17 juin 1889.

Le Président,

P. BROUARDEL.

TRAITEMENT PRÉVENTIF. — Une excellente précaution qu'on ne saurait trop recommander consiste à prendre, matin et soir, 10 gouttes d'élixir parégorique dans une infusion de camomille bien chaude.

Cette préparation, composée d'anis, d'opium, de camphre et d'acide benzoïque, empêche la diarrhée et sert en même temps à l'antisepsie intestinale.

Le sublimé à petite dose (une cuillerée à bouche de liqueur de Van Swieten dans le lait ou de l'eau bouillie) a donné de bons résultats au Tonkin (YVERT). Le salol est aussi un très bon antiseptique de l'intestin et a l'avantage de ne pas être toxique.

Les sels de cuivre recommandés par Burcq n'ont donné que des résultats douteux.

Insister sur l'*antisepsie buccale*. (V. p. 174.)

INSTRUCTION DU 20 JUILLET 1883, POUR LES CORPS DE TROUPE ET LES HOPITAUX, EN PRÉVISION D'UNE ÉPIDÉMIE DE CHOLÉRA

Corps de troupe

MOYENS PRÉSERVATIFS. — 1° Dans les circonstances où l'on peut prévoir le retour d'une épidémie de choléra, les règles hygiéniques recommandées en tout temps dans l'armée, et dont la vigilante application lui a été, en particulier, si profitable en 1832 et en 1849, doivent être rigousement observées. On insistera spécialement sur les dispositions suivantes :

2° Éviter ou diminuer l'encombrement des habitations

en réduisant, autant que possible, le nombre des hommes dans les chambres, et en les distribuant dans toutes les parties disponibles affectées au logement ; même, au besoin, étendre celui-ci ;

3° Renouveler, pendant le jour, l'air des chambres par l'ouverture permanente ou souvent répétée des fenêtres et des portes ; défendre, toutefois, d'ouvrir les croisées le matin et d'établir des courants d'air avant que les hommes soient complètement habillés. Entretenir constamment pendant le jour et la nuit, lorsque les fenêtres sont fermées, une ventilation modérée, sans trop grand refroidissement de la chambre et sans courants nuisibles, à l'aide de ventouses et de ventilateurs appropriés à cet usage, s'ils existent ; établir ces moyens s'ils n'existent pas. Lorsque le temps sera froid, et surtout froid et humide, multiplier dans les chambres les foyers particuliers, lesquels ont le triple avantage de donner une chaleur tempérée, de détruire l'humidité, de faciliter l'aération, conditions particulièrement essentielles pendant une épidémie de choléra, tandis que les chauffoirs communs, installés dans une salle unique par caserne, souvent même dans une salle où couchent des hommes, peuvent devenir des sources d'infection, à raison de la profonde viciation de l'air qu'y occasionne une trop grande réunion de personnes. En tout état de choses, empêcher les soldats de s'assembler en trop grand nombre simultanément dans les chambres chauffées et défendre expressément d'y fumer ;

4° Ne conserver dans les chambres aucun homme qu'une indisposition, même légère, obligerait à garder le lit ; le faire entrer, suivant le cas, à l'infirmerie ou à l'hôpital ;

5° Déterminer deux ou trois repos, d'une heure au moins chacun par jour, dans les ateliers d'ouvriers ; pendant ces intervalles, faire évacuer le local et en tenir les fenêtres ouvertes ;

6° Éviter, autant que possible, le dépôt dans les chambres habitées des objets d'équipement et de harnachement produisant et entrenant une odeur fétide et malsaine, tels que bottes, schabraques, etc.;

7° Tenir la main à l'exécution scrupuleuse des prescriptions relatives à la propreté des casernes et autres logements militaires ;

8° Faire blanchir à la chaux les murs des chambres, des corridors, des escaliers, si cette opération n'a pas été faite depuis un an ;

9° Veiller à ce que le balayage soit fait avec le plus grand soin et que les ordures ne séjournent ni dans les chambres, ni dans les corridors, ni dans les cours ;

10° Faire enlever, tous les trois jours, les fumiers ; ne pas les conserver en tas dans les cours ni à proximité des casernes ;

11° Pourvoir partout les latrines de portes battantes, se fermant d'elles-mêmes. Réparer, s'il y a lieu, le dallage des cabinets ; remettre en bon état ou établir toutes les dispositions destinées à empêcher la stagnation des liquides et à faciliter le nettoiement ; badigeonner *tous les jours* les murailles *du haut en bas jusqu'au sol* avec un lait de chaux. Entretenir continuellement l'aération des latrines ; verser sur le sol et dans les fosses une solution de sulfate de fer à 30 grammes de sel ferrique par litre d'eau ;

12° Supprimer les baquets dans les lieux clos où ils sont employés, ou les disposer de la manière la plus convenable pour prévenir autant que possible l'exhalation des gaz fétides ; dans le même but, y verser tous les matins, après le nettoyage, un demi-litre de la solution de sulfate de fer précipitée ;

13° Placer, dans les latrines qui ne seront pas suffisamment assainies par les moyens indiqués à l'article 11, dans les ateliers, salles de police, prisons, dans tous les lieux où l'infection peut se produire, de larges terrines pleines d'eau chlorurée obtenue d'après cette formule :

Hypochlorite de chaux sec....................	1 partie.
Eau................................	12 parties.

Laissez déposer et décantez.

La solution sera renouvelée toutes les fois que les médecins le jugeront convenable ;

14° Faire opérer l'enlèvement immédiat des immondices

ou en faciliter l'écoulement dans les égouts, fossés, canaux, cours d'eau, qui se trouvent dans le voisinage des logements militaires ;

15° Recommander aux hommes l'entretien de la plus grande propreté individuelle, tant par le changement fréquent de linge que par les lotions des diverses parties du corps ;

16° Redoubler d'attention à l'égard des ordinaires. Veiller particulièrement à ce que la viande soit de bonne qualité, mieux choisie, plus musculeuse ; en augmenter la quantité ; diminuer l'usage des légumes aqueux, qui sont généralement relâchants, celui des légumes secs ; faire alterner les légumes avec le riz que l'on devra ne pas faire trop cuire, mais faire simplement crever ; car, c'est parce qu'il est ordinairement trop cuit, réduit en véritable colle, que cet excellent aliment plaît peu aux soldats ; donner au bouillon plus de sapidité et de parfum, qualités essentielles pour la digestibilité, en y mettant quelques clous de girofle, un bouquet d'herbes aromatiques, etc. Interdire les végétaux crus, salade, concombre, radis, etc. ; les salaisons, le lard dont la qualité ne serait pas irréprochable. Du vin, qui pourra être accordé par des décisions spéciales, sera demandé chaque fois que la nécessité en sera reconnue ;

17° Rappeler aux hommes les dangers de l'ivrognerie et de l'intempérance, et insister d'autant plus sur ce point que l'expérience de 1849 a démontré que le plus léger excès peut devenir l'occasion de la maladie ; exercer une grande surveillance sur les boissons et les aliments solides débités dans les cantines et les cabarets fréquentés par les soldats, particulièrement sur les viandes de charcuterie dont l'altération peut produire un véritable empoisonnement ; empêcher formellement la vente de ces viandes dans les cantines ;

18° Veiller rigoureusement à ce que les hommes soient, en toutes circonstances, suffisamment vêtus pour se préserver du froid, de l'humidité, de l'effet des brusques transitions de température. Tenir la main à ce que, pendant la nuit, les militaires obligés de se lever pour satisfaire quelques besoins ne sortent de la chambre que le corps vêtu du pantalon et de la capote, la tête couverte et les pieds convenablement chaussés; instituer des gardes de chambrée pour exiger l'observation de ces précautions;

19° Toute fatigue excessive, tout ce qui tendra à débiliter étant une condition de prédisposition à l'invasion de la maladie, il importe de ménager les forces des soldats par une diminution de travaux. Ne commencer les exercices des troupes que lorsque le froid des nuits est dissipé et après le déjeuner, les suspendre ou les abréger quand le temps est froid et humide ;

20° Diminuer, autant que possible, le nombre de postes pendant la nuit; réduire à une heure le temps de faction de jour et de nuit ; donner, en toute saison, la capote de guérite, pour qu'il en soit fait usage, selon le besoin, soit le jour et la nuit, soit la nuit seulement. Même en été, la fraîcheur des nuits pendant la faction peut être nuisible. Surveiller d'une manière toute expresse la tenue des corps de garde, sous le rapport du renouvellement de l'air et sous celui de la température, qui y est trop souvent excessive. Laisser aux hommes qui descendent la garde la journée entière pour se reposer ;

21° Ne mettre, en cas de route, les troupes en marche qu'après le déjeuner ;

22° Le traitement de certaines maladies n'exige pas moins d'attention que toutes les parties de l'hygiène. On doit particulièrement apporter une grande discrétion dans l'emploi des moyens qui troublent les fonctions digestives, provoquent des évacuations et débilitent l'économie, tels que les vomitifs, les purgatifs, les émissions sanguines. Dans la blennorrhagie, en particulier, il convient d'être réservé dans l'administration du copahu et d'en surveiller les effets.

PREMIERS SECOURS. — 23° Rempli de confiance dans le savoir, l'expérience et le zèle des médecins de l'armée, le Comité consultatif de Santé se bornera à de brèves indications sur le diagnostic, le traitement de la maladie dont il s'agit, et sur la conduite de ces médecins en face de l'épidémie ;

24° L'observation des épidémies précédentes de choléra a constamment démontré que cette affection présente des chances de guérison d'autant plus grandes qu'elle a été traitée à une époque plus rapprochée de son début, et, plus que toute autre maladie, elle est annoncée par des phénomènes précurseurs. Il est donc de la plus grande importance de prendre des dispositions telles que, dès les premières atteintes du mal, les militaires puissent réclamer et trouver auprès d'eux le secours de la médecine ;

25° A cet effet, il y aura à organiser dans chaque corps de troupe un matériel, un personnel et l'administration des soins ;

26° Relativement au matériel, on annexera aux infirmeries régimentaires, ou l'on désignera dans les quartiers où il n'y aura pas d'infirmerie, un local suffisamment spacieux et salubre, d'accès facile, au rez-de-chaussée autant que possible ; on le pourvoira des moyens nécessaires pour le chauffer et y faire toutes les préparations convenables, ainsi que de quelques chemises en laine, de brosses et de morceaux de flanelle pour frictions, de briques ou mieux de cruchons, des médicaments indiqués pour les premiers secours. Ces objets, à l'exception des moyens de chauffage, seront demandés sur bons et d'après les règles en vigueur, en proportion des besoins prévus, soit dans les magasins centraux des hôpitaux militaires, soit dans les pharmacies militaires du lieu ou des villes environnantes, et, à Paris, Marseille et Alger, dans la pharmacie centrale, la réserve ou le dépôt des médicaments. Dans les casernes, les forts et les autres établissements éloignés de plus de 2 kilomètres de l'hôpital militaire le plus voisin, on donnera à ce local un développement et un approvisionnement suffisants pour constituer un dépôt de premier secours ;

27° En ce qui concerne le personnel, dès que la maladie aura éclaté dans une place, un service de garde, en médecins militaires et en plantons, sera établi par quartier ;

si l'importance du service l'exige, des médecins de l'hôpital militaire du lieu ou d'un hôpital militaire voisin pourront être détachés, ou des requis pourront être commissionnés sur place. Les uns et les autres seront mis sous les ordres du médecin chargé du service sanitaire du corps. Celui-ci prendra lui-même des mesures afin d'être averti à temps, soit de jour, soit de nuit, pour se rendre promptement auprès des hommes chez lesquels la maladie se serait déclarée ;

28° Les plantons consisteront en soldats dont le nombre sera indiqué par le médecin chef de service proportionnément aux cas qui exigeront des soins immédiats ; ils seront adjoints au sous-officier, ou au caporal ou brigadier d'infirmerie, là où il y aura une infirmerie, ou mis sous les ordres d'un sous-officier ou d'un caporal ou brigadier, là où il n'y aura pas d'infirmerie ;

29° Quant à l'administration des soins, elle aura pour base les mesures suivantes :

30° Les visites des médecins des corps se feront exactement deux fois par jour, au moins, dans toutes les casernes ;

31° En temps de choléra, la diarrhée est le premier symptôme de la maladie ; on a d'autant plus de chances de prévenir le développement de cette maladie, qu'on traite la diarrhée dès le début. En conséquence, tout homme atteint de diarrhée, si légère qu'elle soit, devra immédiatement se présenter ou être signalé aux médecins ; mais ceux-ci, d'eux-mêmes, devront s'enquérir de l'état sanitaire, à cet égard, par tous les moyens à leur disposition : on ne saurait trop le leur recommander ;

32° On fera d'ailleurs connaître, sans retard, aux médecins, toutes les indispositions dont les militaires seront atteints ;

33° L'invasion de la maladie n'est pas toujours identique et, par conséquent, on devra agir différemment selon les particularités que cette invasion présentera.

Ainsi :

A. Les diarrhées simples pourront être traitées à la caserne, dans la salle spéciale

7

B. Si la diarrhée persiste, s'aggrave ou se manifeste, dès l'abord, avec intensité, qu'elle occasionne quinze à vingt selles par jour; si les selles sont blanches, riziformes; s'il y a vomissements et crampes, envoi immédiat à l'hôpital; à plus forte raison si le caractère de la maladie est plus prononcé.

C. Dans les casernes éloignées de plus de deux kilomètres d'un hôpital militaire, on traitera sur place, dans le dépôt précité, les cas déterminés de choléra, surtout si l'invasion est brusque, la marche rapide; à plus forte raison les cas foudroyants, tous ceux enfin dans lesquels l'interruption des soins et les causes d'aggravation, pendant un trajet tel que celui qui est indiqué, laisseraient inévitablement faire à la maladie ou même occasionneraient un progrès irréparable;

34° Dans les cas de diarrhée simple, l'expérience a démontré au Conseil de Santé que la meilleure médication consiste à faire boire très modérément, à administrer le premier jour, en deux fois, à deux heures d'intervalle, une potion contenant 15 à 20 gouttes de laudanum de Sydenham dans 90 grammes de véhicule; à faire prendre un quart de lavement avec 6 à 15 gouttes du même laudanum; à répéter cette injection deux, trois ou quatre fois le même jour selon que la précédente aura été gardée ou rendue. Le second jour, diminuer le laudanum à l'intérieur; en supprimer l'administration en lavement et y substituer l'extrait de ratanhia à la dose de 6 à 12 grammes par lavement. Pour boisson ordinaire, infusion de tilleul chaude à doses modérées;

35° Dans le cas où l'homme doit être envoyé à l'hôpital, le transport s'effectuera en voiture ou sur un brancard couvert, le malade ayant été préalablement enveloppé de couvertures de laine sous lesquelles seront placés des cruchons pleins d'eau chaude ou des briques chauffées, particulièrement auprès des membres inférieurs et de la colonne vertébrale. Lorsque le transport ne pourra être immédiat, on portera, en attendant, le malade à la salle indiquée à l'article 26 et on lui administrera les premiers secours suivants : le coucher dans un lit chaud, lui mettre une chemise de laine préalablement chauffée, le frotter avec de la flanelle chaude ou les brosses à frictions; lui faire boire une petite quantité d'une boisson aromatique chaude;

36° Lorsqu'il y aura lieu de traiter le malade au quartier conformément au paragraphe C de l'article 33, dans les cas foudroyants ou à marche rapide, ou il s'agit de réchauffer le malade, de rétablir la circulation et les mouvements du cœur, de réprimer les évacuations qui l'épuisent, des infusions de camomille, de sauge, de mélisse, des cruchons d'eau chaude aux pieds, des frictions avec la flanelle imprégnée d'alcool, d'eau-de-vie ou d'huile camphrée, des quarts de lavement laudanisés, etc., remplissent les indications, et le succès est au prix de la persévérance dans l'emploi bien réglé de ces simples moyens auxquels il faut ajouter, dans les cas d'affaissement, d'adynamie, etc., l'usage intérieur de l'acétate d'ammoniaque à la dose de 10 à 30 grammes par jour, avec ou sans addition de laudanum, suivant le nombre des évacuations. La réaction obtenue, il importe de la soutenir, car fréquemment elle oscille et tombe, et il devient urgent de procéder sans délai à un nouveau réchauffement. Une fois cette réaction bien décidée, il faut diriger le malade sur l'hôpital, avec les précautions prescrites à l'article précédent ;

37° Les dépenses exceptionnelles pour l'amélioration de l'ordinaire, l'achat de combustibles, des vases ou ustensiles divers, feront l'objet d'un supplément de solde qui sera alloué par décision spéciale.

Hôpitaux

38° Une fois le choléra déclaré dans une garnison, on devra éloigner de l'hôpital, au moyen de congés de convalescence ou d'évacuations, tous les hommes souffreteux, débilités, qui pourront supporter le déplacement; tels sont : les convalescents de fièvre grave, de fièvre intermittente, les hommes affaiblis par les maladies d'Afrique, les tuberculeux, etc. ; l'expérience a, en effet, démontré que les hommes de cette catégorie, en restant dans les foyers de la maladie, sont, en général, plus exposés à ses atteintes, et, d'un autre côté, il importe de faire des vides pour éviter l'encombrement;

39° Afin de faciliter le service exceptionnel qu'entraîne une pareille épidémie, des salles particulières seront disposées dans chaque hôpital pour recevoir : les unes, les cholériques en traitement, et elles seront dans des bâtiments séparés ou dans les parties les plus éloignées des salles ordinaires de malades; les autres, les cholériques convalescents ;

40° Les salles destinées aux cholériques en traitement seront pourvues de tous les objets nécessaires pour la médication de cette maladie, savoir : pour chaque lit, des draps d'alèze, une double couverture, un bassin, une chemise de laine longue et ample, ouverte dans toute sa longueur, s'attachant par des cordons sur le devant, une paire de moufles, une paire de chaussettes, un bonnet de laine, un lé de flanelle. Sur une table centrale, sous la garde des infirmiers et sous la responsabilité de l'infirmier-major, seront disposés à l'avance quelques appareils de réchauffement [1], et, selon l'indication du médecin traitant, une certaine proportion de moyens de traitement interne et externe qui se trouveront ainsi sous la main, afin d'éviter les pertes de temps qui peuvent être si funestes dans la première période de la maladie. Les lits seront largement espacés, et l'on entretiendra une aération diurne et nocturne par l'ouverture permanente de deux baies opposées, par exemple des impostes placées aux deux extrémités de la salle;

41° Un service de garde permanent en médecins, officiers d'administration et infirmiers, indépendant du service de garde du reste de l'hôpital, sera établi, s'il y a lieu, dans ces salles ou à proximité ; un ou plusieurs médecins aides-majors y seront à demeure pour administrer ou faire

---

[1] Voir, pour ces appareils, la note ministérielle du 9 avril 1849 (*Journal militaire officiel*, édition refondue, tome V, p. 18).

administrer les premiers secours, conformément aux instructions du médecin traitant, qui seront affichées ;

42° Il y aura constamment un infirmier-major dans la salle. Les infirmiers seront affectés spécialement, d'une manière permanente, à des parties distinctes du service : les uns, et ce sera le plus grand nombre, aux frictions ; d'autres, à l'administration de potions de lit en lit ; d'autres, à la vidange, qui devra avoir lieu trois fois au moins à des heures déterminées. Les vases destinés aux déjections recevront, au préalable, un litre de solution d'acide phénique. Les linges ayant servi aux cholériques, qu'ils aient été souillés ou non, seront plongés immédiatement dans un baquet contenant une solution d'acide phénique ou de sulfate de cuivre. Des lampes à vaporisation d'acide phénique seront disposées dans chaque salle ;

43° Eu égard à la mobilité des symptômes du choléra, et à la variabilité, ainsi qu'à l'urgence des indications qui peuvent en résulter, il sera convenable que les visites réglementaires du médecin traitant soient portées à trois au moins dans les vingt-quatre heures ;

44° Dès qu'un cholérique arrivera à l'hôpital, il sera immédiatement transporté dans la salle spéciale, et le médecin en chef ou les autres médecins traitants seront sur-le-champ prévenus. Il y aura à l'entrée de l'hôpital un brancard en permanence avec couvertures et sachets de sable chaud pour y placer les malades qui ne seraient pas apportés de cette manière ;

45° Sans vouloir imposer à la conscience des médecins des règles absolues de traitement, le Comité consultatif de Santé croit devoir, avec une nouvelle insistance, rappeler ce qu'il disait en 1832, dans l'instruction du 4 mai, et, en 1849, dans celle du 5 février : *Point d'empirisme : il est indigne du vrai savoir et de l'habileté pratique ; point de dangereux essais sur les défenseurs du pays ; point de coupable témérité déguisée sous le nom de hardiesse ; application méthodique et consciencieuse des principes fondamentaux de l'art de guérir : à cela se réduit le devoir du médecin militaire dans tous les cas ;*

46° Dès que les symptômes le permettront, diriger, sur la désignation du médecin traitant, les convalescents dans la salle qui leur aura été préparée. Le même médecin traitant fera, dans cette salle, des visites exactes deux fois par jour ; il portera la plus grande attention aux rechutes. On exercera une surveillance sévère pour éviter les moindres écarts, qui seraient presque infailliblement funestes. On ne laissera sortir, pour la promenade, que sur l'autorisation expresse du médecin. Un régime alimentaire spécial sera accordé sur la demande motivée du médecin ;

47° Les corps des hommes qui auront succombé seront transportés, aussitôt que le décès aura été constaté, à la salle de dépôt. Après les autopsies, on procédera promptement à l'inhumation;

48° Les lits, les effets de literie qui auront servi aux cholériques devront être lavés et désinfectés avant d'être mis en service pour d'autres malades ;

49° Les médecins de garde à l'hôpital seront nourris au compte de l'établissement ;

50° Les gardes des infirmiers attachés au service des cholériques ne dépasseront pas douze heures. Ils auront double ration de vin et, pendant la nuit, du café. Tous les jours, après la visite du matin, le médecin traitant ou un médecin désigné à cet effet par lui se fera rendre compte de l'état de santé de ces infirmiers et prescrira, lorsqu'il y aura lieu, des repos, des suspensions de fonction.

Dispositions communes aux corps de troupe
et aux hôpitaux

51° Dès que quelque cas de choléra se sera manifesté dans un corps de troupe, dans un hôpital militaire ou dans la population civile, les médecins militaires en donneront immédiatement un avis, aussi détaillé que possible, au directeur du Service de Santé du corps d'armée pour qu'il propose, s'il y a lieu, les mesures additionnelles que les circonstances exigeront. Lorsqu'il s'agira de militaires, les principaux renseignements seront consignés sur un état. Les médecins militaires continueront de tenir le directeur du Service de Santé, par des rapports rapprochés, au courant de ce qui surviendra.

Paris, le 20 juillet 1883.

Le ministre de la Guerre,

THIBAUDIN.

XVIII bis. — FIÈVRE JAUNE

(Vomito negro)

Cette maladie a son foyer principal sur les rivages du golfe du Mexique et des Grandes Antilles. L'agent infectieux de cette affection, étudié par M. Domingas-Freire, n'est pas encore bien déterminé, mais il existe sûrement, et il est certain que les navires peuvent le transporter. (*Épidémie de Saint-Nazaire en* 1861.)

L'élévation de la température et le sol marécageux favorisent le développement des germes de la maladie.

« Le miasme est capable de se conserver longtemps sans altération, de se reproduire, de se multiplier et de se transporter à de grandes distances. » (PROUST.) Les chiffons, les drilles transmettent l'affection ; et c'est dans l'atmosphère confinée des cales de navire que le poison reste caché jusqu'au moment où il frappe les personnes chargées de débarquer les balles qui y sont accumulées. Le malade l'emporte avec lui dans ses vêtements, dans son linge, dans les couvertures et les matelas dont il a fait usage.

Le froid fait disparaître l'épidémie, qui ne règne, du reste, qu'au bord de la mer, à l'embouchure des fleuves, dans les ports où les conditions sus-énoncées sont réunies.

Dès qu'on s'enfonce à l'intérieur des terres, surtout lorsqu'on gagne les hauteurs, on est à l'abri.

Causes prédisposantes. — La maladie frappe seulement les étrangers ; mais l'acclimatement n'est que temporaire, et les personnes qui abandonnent un temps assez prolongé les pays à fièvre jaune peuvent être frappées à leur retour. Les sujets débilités par des émotions, des fatigues, des excès, des privations, sont en opportunité morbide pour contracter le terrible *vomito negro*.

Précautions. — Les personnes qui doivent se rendre dans les pays où la fièvre jaune est endémique feront sagement de choisir la saison froide pour y aborder. Lorsque l'été arrivera, elles seront déjà en partie acclimatées et, du reste, pourront quitter les villes du littoral pour se rendre dans les localités de l'intérieur où le fléau ne sévit pas. Elles devront s'astreindre, en outre, à une alimentation légère, analogue à celle des habitants du pays, et à un usage très modéré des alcooliques.

Comme la contagion se fait surtout après le coucher du soleil et la nuit, les personnes qui débarqueront dans les ports mexicains, par exemple, devront choisir le milieu du jour pour traverser les localités contaminées. Si elles sont forcées de veiller un malade, elles éviteront de passer les heures consacrées au sommeil dans sa chambre : l'aération et la désinfection devront, en outre, y être permanentes.

Traitement préventif. — Les inoculations d'un vaccin contenant les éléments nocifs atténués semblent avoir donné de bons résultats entre les mains d'un professeur de Rio-de-Janeiro, M. Freire. Il convient d'attendre encore avant de se prononcer [1].

Le rôle de la contagion personnelle est restreint (HILSET-COLIN).

Ce sont les cargaisons des navires qui servent principalement de véhicule aux germes de la fièvre jaune. Aussi, a-t-on remarqué que ce sont surtout les ouvriers qui font le déchargement qui sont atteints. Les quarantaines sont inutiles. Ce n'est pas le malade lui-même qui est dangereux, mais ce sont ses vêtements qui peuvent transporter le germe. Ce dernier paraît à présent peu diffusible, transportable seulement à de courtes distances (COLIN). Il faut donc principalement surveiller l'assainissement des vêtements et des navires. La vapeur surchauffée projetée sur les parois des bateaux à l'aide d'un tuyau (système Redard) est le meilleur mode de désinfection.

Au point de vue de la prophylaxie dans l'armée, il faudra, pendant la saison chaude, envoyer les troupes camper dans des endroits élevés et loin de la ville. Quand on fera campagne dans des pays où règne la fièvre jaune, on devra traverser le plus rapidement possible les localités reconnues dangereuses (COLIN).

IX. — TUBERCULOSE

(Phtisie)

Les expériences de Villemin, en 1865, ont démontré la spécificité et la transmissibilité de la tuberculose.

---

[1] Dr GALTIER-BOISSIÈRE, *Des moyens de se préserver de toutes les maladies épidémiques.*

Les granulations tuberculeuses obtenues sur un animal rendu phtisique par inoculations, et inoculées successivement à d'autres animaux, donnent la tuberculose indéfiniment. Aussi Villemin avait dit, sans pouvoir le prouver, que la virulence de la tuberculose devait être le fait d'un parasite.

En 1882, Robert Koch démontra définitivement l'existence du bacille de la tuberculose. Ce dernier l'a trouvé surtout dans les produits d'expectoration. *Aussi les crachats des phtisiques sont extrêmement dangereux; ils transmettent le germe, surtout à l'état de dessiccation.*

La transmission se fait principalement par les voies respiratoires. Les crachats des phtisiques souillent les poussières qui, soulevées par l'air, vont infecter les poumons. Cornet a toujours trouvé les bacilles de la tuberculose dans les poussières des meubles, des parquets, des murs, des tentures des locaux habités par les phtisiques. Aussi on comprend combien sont dangereuses les poussières des salles d'hôpitaux, des casernes, où les tuberculeux crachent partout, en dépit de tous les moyens de discipline.

Après le décès d'un tuberculeux, la désinfection des chambres qu'il a habitées est indispensable.

Chauveau a démontré que la tuberculose peut être transmise par la voie digestive. Le bacille de Koch peut pénétrer à travers une muqueuse absolument saine, et si on absorbait sans cuisson des aliments tuberculeux, l'infection serait fréquente. Le suc gastrique ne tue le bacille de la tuberculose qu'après un contact de huit à dix heures, ce qui n'a pas lieu dans le travail digestif (VAILLARD).

Pour détruire sûrement les bacilles tuberculeux dans la viande, il faut la soumettre à une chaleur de 60°, température qui est heureusement toujours dépassée dans le mode de cuisson habituel.

Les règlements sanitaires interdisent bien la vente d'animaux tuberculeux pour la boucherie ; mais, malgré cela, des viandes contaminées se trouvent livrées souvent à la consommation parce qu'il n'est pas toujours facile de diagnostiquer la maladie chez les vaches. Cependant, d'après M. le Prof. Nocart, on peut maintenant savoir à peu près sûrement si une vache est tuberculeuse en lui injectant sous la peau de la *tuberculine* (liquide de Koch). La tuberculine détermine une tuberculose aiguë avec réaction fébrile chez les animaux atteints d'une tuberculose latente impossible à reconnaître par les moyens habituels. Cette épreuve sera très précieuse au point de vue de l'alimentation des enfants ; il est probable qu'on ne permettra plus bientôt que la vente du lait provenant de vaches qui n'ont pas eu de réaction fébrile après l'injection de tuberculine.

A propos de viandes tuberculeuses, le Congrès de la Tuberculose, tenu à Paris en 1891, a émis sous forme de vœux les conclusions suivantes :

1° Que l'inspection sanitaire des viandes soit exercée sur toute l'étendue du territoire ;

2° Que les tueries particulières soient remplacées par des abattoirs dans les agglomérations d'au moins 500 âmes ;

3° Que toutes les viandes tuberculeuses soient rendues inoffensives par les moyens appropriés, et qu'une indemnité soit allouée aux propriétaires ;

4° Il y a urgence à soumettre, aussi vite que possible, à une surveillance sanitaire, les vacheries industrielles destinées à la vente du lait en nature, entretenues dans les villes ou leur voisinage ;

5° Tout local dans lequel un tuberculeux sera mort ou aura habité devra être immédiatement désinfecté par voie administrative.

Un vétérinaire distingué, M. Leblanc, membre de l'Académie de médecine et du Congrès, n'a pas hésité à infirmer la conclusion n° 3 et à opiner en pleine séance académique qu'il était absurde d'éliminer de la consommation des bêtes d'un aspect merveilleux, avec noyau tuberculeux dans les poumons, alors qu'il suffit, pour écarter tout danger, d'enlever l'organe malade.

Le lait peut être dangereux s'il provient de vaches ayant les mamelles tuberculeuses. Aussi il est toujours prudent de le soumettre à l'ébullition. « Le lait de vache ne doit être consommé que bouilli. » (*Arrêt du Congrès de la Tuberculose à l'Académie de médecine.*) Le lait bouilli est moins nutritif, mais il est plus facile à digérer.

Les objets souillés par la salive des tuberculeux peuvent transmettre la maladie s'ils sont mal nettoyés. Le Dr Maljean a pu donner la tuberculose à des cobayes en les inoculant avec de l'eau agitée pendant dix minutes dans des instruments de musique. Aussi il recommande de faire dans l'armée la désinfection des instruments de cuivre, par une immersion d'un quart d'heure dans l'eau bouillante, et celle des instruments en bois avec un écouvillon trempé dans une solution de sublimé au 1000°[1].

La contagion de la tuberculose s'effectue surtout chez des personnes prédisposées par l'hérédité. L'enfant ne naît pas tuberculeux, mais tuberculisable. Le passage de la tuberculose de la mère à l'enfant est une rare exception chez

---

[1] *Archives de médecine militaire*, 1890, p. 198.

l'homme (Virchow); mais il est certain que les enfants nés de parents phtisiques fournissent un terrain de prédilection aux bacilles de la tuberculose. La prophylaxie serait sans effet sur des enfants nés tuberculeux, tandis qu'il est consolant de savoir qu'avec une bonne hygiène on peut préserver de la tuberculose dite héréditaire, affection qui, dans l'immense majorité des cas, est transmise par contagion après la naissance.

L'isolement des tuberculeux serait certainement une bonne précaution; mais, en pratique, il faut bien avouer qu'il n'est pas possible. On ne peut pas considérer les tuberculeux comme des pestiférés.

Ainsi que l'a fort bien écrit M. le Prof. Rochard, « l'isolement dans les familles riches elles-mêmes rencontrerait de grandes difficultés, et puis quelle barbarie » ! Dans les habitations collectives, il sera facile d'aménager une pièce spéciale pour les phtisiques. Leurs accès de toux empêchent les voisins de dormir, bon prétexte pour les isoler sans éveiller leurs inquiétudes.

On a parlé de supprimer les rideaux, les tapis dans les hôtels. Il ne faut pas songer à ces mesures, personne ne consentirait à habiter une pièce blanchie à la chaux et ressemblant à une cellule de couvent. « Il ne faut conseiller que les choses raisonnables et pratiques si l'on veut être écouté. »

« Quelque désir qu'on ait de ne pas légiférer, il faut être précis et affirmatif, car toute la question de la tuberculose réside dans sa prophylaxie. Elle a cela de commun avec les autres maladies susceptibles de se transmettre. Il est plus facile d'empêcher cent personnes de les contracter que d'en guérir une seule lorsque le mal est déclaré, et cela est surtout vrai pour la phtisie, la plus inexorable de toutes [1]. »

Dans l'armée, des ordres ministériels des plus sages ont été donnés pour diminuer la tuberculose. Aux conseils de revision on n'hésite plus à ajourner les hommes qui, sans présenter de symptômes de tuberculose, sont faibles de constitution. Sous les drapeaux, les soldats qui, dans les six premiers mois de service, maigrissent au lieu de prendre de la force ou de l'embonpoint doivent faire l'objet d'une surveillance toute spéciale de la part du médecin. S'ils sont atteints de bronchite chronique, ils sont mis en observation et renvoyés en convalescence; s'ils rentrent non guéris, avec quelques signes de tuberculose au début, on les réforme.

On évite ainsi la contagion, et on sauve la vie à beaucoup d'hommes qui peuvent guérir chez eux, à la campagne, tandis qu'ils succomberaient dans un milieu où règne l'encombrement.

La cohabitation avec un phtisique est certainement dangereuse; un mari tuberculeux peut contaminer sa femme, et réciproquement; mais il est faux de dire que la contagion peut avoir lieu par le coït seul. Le bacille de Koch est immobile et ne peut pas arriver jusqu'à l'ovule. Alors même qu'il pénétrerait l'ovule, il le frapperait de nécrose, et la fécondation n'aurait pas lieu [2].

Dans les ménages où l'un des deux époux est tuberculeux, il faudra conseiller deux lits et, mieux, deux chambres; mais on ne devra pas leur interdire tout rapport conjugal.

[1] *Revue des Deux-Mondes* du 15 juillet 1891, art. sur « la Tuberculose », par ROCHARD.

[2] Cours de Bactériologie de M. VAILLARD.

Quant à empêcher le mariage des tuberculeux, comme l'ont proposé les radicaux de l'hygiène, il ne faut pas y penser.

La mortalité des enfants illégitimes, comme l'a dit M. Rochard, se trouverait augmentée ; mais on peut éclairer les familles sur les dangers de ces unions, au point de vue de l'hérédité et de la contagion.

Traitement préventif. — Avec une bonne hygiène, on peut empêcher les sujets prédisposés à la tuberculose (*tuberculisables*) de devenir tuberculeux, et les tuberculeux de devenir plus tuberculisables (Péter).

On devra surtout ordonner de vivre au grand air, qui est le meilleur agent d'atténuation des bacilles de Koch. L'air a, en outre, l'immense avantage d'activer les combustions et l'appétit et, par cela même, d'augmenter la résistance de l'organisme. *Éviter l'air confiné.* Recommander autant que possible une chambre espacée et sans rideaux de lit. Conseiller les exercices physiques pour développer la poitrine. Modifier la constitution par l'huile de foie de morue et le phosphate de chaux. Ne pas abuser des médicaments. Faire absorber de la créosote plutôt par la voie rectale (huile créosotée) que par la voie stomacale, de façon à ne pas fatiguer l'estomac. Ne jamais administrer de vin de quinquina ou de liquide alcoolique à jeun. Ne jamais oublier que « tant vaut l'estomac, tant vaut le tuberculeux, surtout le tuberculeux pùlmonaire ».

D'après ce qui précède, la prophylaxie de la tuberculose peut être ainsi résumée :

« La tuberculose est due à un bacille. La transmission

se fait par les crachats, qui contiennent le germe, même à l'état de dessiccation.

Le tuberculeux crachera dans un mouchoir propre tous les jours. Tout linge (mouchoirs, draps, vêtements, etc.) en contact continu avec le tuberculeux sera souvent, très souvent, passé à l'eau bouillante, avec ou sans antiseptique, ou désinfecté à l'étuve (115°).

La chambre, la literie seront souvent désinfectés, surtout après la mort du malade. (Voir *Désinfection*, p. 6.)

On évitera toute poussière ; ne pas balayer.

Passer un linge mouillé sur les objets, literie, plancher.

On évitera tout rideau de lit. La chambre à coucher sera spacieuse et d'une température modérée (15°-16°).

On évitera de coucher soit avec le tuberculeux, soit dans la même chambre, et d'approcher du malade des enfants du premier âge.

Une mère tuberculeuse sera séparée de son enfant, dès la naissance. — Elle n'allaitera pas, à moins que l'enfant présente des signes de tuberculose, car il contagionnerait la nourrice.

Le malade fera de l'antisepsie de la bouche, de la gorge et des bronches à l'aide de pulvérisations boriquées.

Les personnes en contact avec le tuberculeux feront un lavage des mains à la brosse, après avoir touché un objet supposé contaminé [1]. »

Tous les tuberculeux alités devront cracher dans des récipients contenant de l'eau antiseptique. On détruira par le feu le contenu des crachoirs. Ces derniers seront nettoyés à l'eau bouillante.

---

[1] LETULLE, *Guide pratique des sciences médicales*, p. 25.

Pour terminer cette importante question de la prophy-laxie de la tuberculose, nous croyons devoir rappeler au lecteur les conclusions de la Commission désignée pour l'étude de la tuberculose, et celles qui ont été adoptées par l'Académie de médecine sur la proposition de M. Bergeron :

CONCLUSIONS DE LA COMMISSION

I. — La tuberculose est, de toutes les maladies, celle qui fait le plus de victimes. Dans les grandes villes, elle compte pour le quart ou le septième de la mortalité.

Pour s'expliquer l'élévation de ce chiffre, il faut savoir que la phtisie pulmonaire n'est pas la seule manifestation de la tuberculose, comme on le croit à tort dans le public. En effet, nombre de pleurésies, de bronchites, de ménin-gites, de péritonites, d'entérites, de lésions osseuses et arti-culaires, à abcès froids, etc., sont des maladies de même nature.

II. — La tuberculose est une maladie infectieuse para-sitaire, causée par un microbe ; mais elle n'est transmissible à un individu sain, par un sujet malade, que dans des con-ditions spéciales que nous allons déterminer.

En dehors de sa transmission héréditaire directe, le microbe de la tuberculose pénètre dans l'organisme par les voies aériennes avec l'air inspiré, par le canal digestif avec les aliments, par la peau et les muqueuses à la suite d'écorchures, de piqûres, de plaies, d'ulcérations diverses.

III. — La source contagieuse la plus fréquente et la plus redoutable réside dans les crachats de phtisiques. A peu près inoffensifs, quand ils restent à l'état liquide, c'est surtout lorsqu'ils sont réduits en poussière qu'ils deviennent dangereux. Ils revêtent promptement cette forme lorsqu'ils sont projetés sur le sol, les planchers, les carreaux, les murs ; lorsqu'ils souillent les vêtements, les couvertures, les objets de literie, les tapis, les rideaux, etc., lorsqu'ils sont reçus, dans des mouchoirs, des ser-viettes, etc.

C'est alors que, desséchés et pulvérulents, ils sont mis en mouvement par le balayage et l'époussetage, le battage, le brossage des étoffes, des meubles, des couvertures, des vêtements.

Cette poussière suspendue dans l'air pénètre dans les voies respiratoires, se dépose sur les surfaces cutanées et les muqueuses dépouillées de leur vernis épidermique, sur les objets usuels servant aux usages alimentaires, et devient ainsi un danger permanent pour les personnes qui séjournent dans l'atmosphère ainsi souillée.

Le principe contagieux de la tuberculose se trouve aussi dans les déjections des phtisiques, soit qu'il provienne des lésions intestinales si communes dans cette affection, soit qu'il vienne des crachats avalés par les malades.

Très fréquemment ceux-ci sont atteints de diarrhée, souillent leurs draps de lit et leur linge, et créent ainsi une source d'infection contre laquelle il importe de se mettre en garde.

En conséquence, il faut :

1° Être bien convaincu de la nécessité de prendre les plus grandes précautions au sujet des matières de l'expectoration des phtisiques.

Elles doivent toujours et partout être reçues dans des crachoirs contenant une certaine quantité de liquides et non des matières pulvérulentes telles que du sable, du son et des cendres. Ceux-ci doivent être ensuite, chaque jour, vidés dans le feu et nettoyés à l'eau bouillante. Jamais ils ne doivent être déversés sur les fumiers ni dans les cours et les jardins, où ils peuvent tuberculiser les volailles qui les mangent.

L'usage des crachoirs ne doit pas se borner aux hôpitaux et aux habitations privées; mais il est indispensable de l'adopter dans tous les établissements publics (casernes, ateliers, gares de chemins de fer et autres lieux de réunion).

2° Ne point laisser sécher le linge maculé par les déjections d'un tuberculeux, mais le tremper et le faire séjourner quelque temps dans l'eau bouillante avant de le livrer au blanchissage, ou bien le brûler.

3° Éviter de coucher dans le lit d'un tuberculeux, et habiter sa chambre le moins possible, si de minutieuses précautions n'ont pas été prises contre les crachats et les souillures de son linge par ses déjections.

4° Obtenir que les chambres d'hôtel, les maisons garnies, les chalets, les villas et les maisons, etc., occupés par des phtisiques dans les villes d'eaux et hivernales, y soient meublés et tapissés de telle façon que la désinfection y soit facilement et complètement réalisée après le départ de chaque malade.

Le public est le premier intéressé à préférer les habitations dans lesquelles de pareilles précautions hygiéniques sont observées.

5° Ne se servir des objets contaminés par les tuberculeux (linge, literie, vêtements, objets de toilette, tentures, meubles, jouets) qu'après désinfection préalable (étuve sous pression, ébullition, vapeurs soufrées, peintures à la chaux).

IV. — Si les crachats des phtisiques, ainsi que leurs excrétions alvines, sont l'origine la plus commune des tuberculoses acquises, ils n'en sont pas la seule.

Le parasite de la maladie peut se rencontrer dans le lait, la viande et le sang des animaux qui servent à l'alimentation de l'homme (bœuf, vaches, surtout lapins, volailles).

1° Le lait, dont la provenance est le plus généralement inconnue doit attirer spécialement l'attention des mères et des nourrices, en raison de l'aptitude des jeunes enfants à contracter la tuberculose.

(Il meurt annuellement à Paris plus de 2,000 tuberculeux âgés de moins de deux ans.)

La mère tuberculeuse ne doit pas nourrir son enfant; elle doit le confier à une autre nourrice bien portante, vivant à la campagne, dans une maison non habitée par des phtisiques, où, avec les meilleures conditions hygiéniques, les risques de contagion tuberculeuse sont beaucoup moindres que dans les villes.

L'allaitement au sein étant impossible, si on le remplace

par l'allaitement avec le lait de vache, celui-ci doit toujours être bouilli.

Le lait d'ânesse et le lait de chèvre non bouilli offrent infiniment moins de dangers.

2° La viande des animaux tuberculeux doit être prohibée. Le public a tout intérêt à s'assurer si l'inspection des viandes exigée par la loi est régulièrement et rigoureusement exercée.

V. — Tous les individus n'ont pas, au même degré, l'aptitude à contracter la tuberculose. Il y a des sujets particulièrement prédisposés et qui doivent redoubler de précautions pour éviter les circonstances favorables à la contamination signalée plus haut. Ce sont :

1° Les personnes nées de parents tuberculeux ou appartenant à des familles qui comptent plusieurs membres frappés par la tuberculose ;

2° Celles qui sont débilitées par les privations et les excès. L'abus des boissons alcooliques est particulièrement néfaste ;

3° Sont aussi prédisposés à la tuberculose les individus atteints ou en convalescence de rougeole, de coqueluche, de variole et surtout les diabétiques.

CONCLUSIONS ADOPTÉES PAR L'ACADÉMIE DE MÉDECINE

« 1° La tuberculose est une maladie parasitaire et contagieuse. Le microbe de la contagion réside dans les poussières qui engendrent les crachats desséchés des phtisiques et le pus des plaies tuberculeuses.

Le plus sûr moyen d'empêcher la contagion consiste donc à détruire ces crachats et le pus, avant leur dessiccation, par l'eau bouillante et par le feu.

2° Le parasite se trouve aussi quelquefois dans le lait des vaches tuberculeuses. Il est donc prudent de n'employer le lait qu'après l'avoir fait bouillir.

3° L'Académie appelle l'attention des autorités compétentes sur les dangers que les tuberculeux font courir aux diverses collectivités dont elles ont la direction, telles que lycées, casernes, grandes administrations et ateliers de l'État. »

CONCLUSIONS DU CONGRÈS DE 1893 POUR L'ÉTUDE
DE LA TUBERCULOSE

Considérant que les crachats desséchés et réduits en poussière constituent la principale cause de la contagion de la tuberculose ; que, pour combattre efficacement la mauvaise habitude de cracher sur le parquet, il faut s'adresser à l'enfant,

Le Congrès émet le vœu :

« 1° Que toutes les écoles publiques soient pourvues de crachoirs en nombre suffisant pour qu'il soit possible d'exiger des enfants qu'ils ne crachent pas sur le parquet ;

« 2° Que des instructions formelles soient adressées aux instituteurs pour qu'ils tiennent rigoureusement la main à l'exécution de cette prescription. »

Voici un autre vœu sur les viandes de boucherie :

« Les viandes de boucherie ne doivent être livrées à la consommation qu'après avoir été reconnues saines par un inspecteur compétent.

« L'inspection des viandes doit être généralisée et se faire dans les villages comme dans les villes.

« Le service d'inspection devrait être organisé sur un plan plus ou moins analogue à celui qui vient d'être réalisé en Belgique.

« Qu'il y a lieu d'exiger que tout animal présenté aux concours de reproducteurs subventionnés par l'État ait été préalablement soumis à l'épreuve de la tuberculine. »

Sur les hôpitaux :

« Considérant que, dans l'état actuel de la science, l'aération continue par un air pur est un des éléments les plus puissants du traitement de la tuberculose, demande que les hôpitaux soient construits à la campagne. »

XX. — SCROFULOSE

Dès le jeune âge, prendre pour les enfants lymphatiques, chétifs, sujets aux ganglions du cou, aux maux d'yeux et aux maladies de peau, les mêmes précautions que pour la *tuberculose* (V. ce mot), qui, pour la plupart des auteurs modernes, doit se confondre avec la scrofulose. Les bains de mer et même les bains salés à domicile modifient, d'une façon très heureuse, la constitution des personnes prédisposées aux accidents de la scrofule (adénites chroniques, blépharites, conjonctivites et kératites phlycténulaires, impétigo, ostéo-périostite, tumeur blanche). Recommander la vie à la campagne, l'exercice en plein air, un régime fortifiant, des douches suivies de frictions sèches. Comme traitement préventif, donner environ un mois sur trois du quinquina et de l'huile de foie de morue, ou des sirops iodés et ferrugineux. Les préparations au phosphate de chaux sont très bonnes également. Quel que soit le degré de lymphatisme, il faut varier les médicaments antiscrofuleux et ne pas en administrer plusieurs en même temps. On ne devra jamais abuser des drogues qui, à la longue, détruisent l'appétit, le meilleur des toniques. Il est absolument indispensable de laisser reposer l'estomac.

Chez les enfants en bas âge, l'alimentation vicieuse (allaitement artificiel, sevrage prématuré, allaitement mixte précoce) étant susceptible de développer la scrofule, la prophylaxie consiste dans le choix d'une bonne nourrice pendant la période d'allaitement. Cet allaitement devra être exclusif et prolongé bien au-delà du terme habituel (J. Comby).

XXI. — MORVE ET FARCIN

La morve et le farcin sont des maladies microbiennes éminemment contagieuses et transmissibles de l'animal à l'homme et de l'homme à l'animal. La peau intacte ne laisse pas passer le bacille de la morve, mais la moindre excoriation permet l'inoculation.

Les muqueuses, même sans la moindre desquamation, peuvent être inoculées.

La paille, le foin, souillés par les produits du *jetage* d'un animal morveux, servent souvent de véhicule aux germes morveux.

Les seaux, les auges, les objets de pansage (étrilles, éponges, etc.) sont très fréquemment des agents de transmission. Chez l'homme, l'inoculation a lieu surtout aux pieds et aux mains. La moindre érosion sert de porte d'entrée au bacille de la morve, et l'on voit bien vite se développer une lymphangite farcineuse suivie d'abcès multiples.

La contagion peut se faire d'homme à homme.

Voici, à ce propos, les conseils que donne le Prof. Brouardel :

Les personnes qui soignent les malades doivent être averties de la possibilité de la contagion. L'air de la chambre sera fréquemment renouvelé; le linge, les objets de pansement seront souvent changés et brûlés, ou plongés dans un liquide qui détruise les matières organiques. Il est inutile que les assistants prolongent leur séjour auprès des malades au-delà du temps nécessaire. On surveillera attentivement les mains des personnes qui donnent des soins aux malades et on les préviendra des mesures à prendre en cas d'écorchures.

Il faut enfin bien recommander de tenir la ouate ou la charpie à l'aide d'une pince au moment des pansements.

L'animal reconnu atteint de morve doit être abattu immédiatement et enfoui profondément ; celui qui n'est que soupçonné doit être isolé (*Code pénal*, art. 459, 460, 461, 462), et les personnes chargées de le soigner doivent prendre les plus grandes précautions pour éviter tout contact de la peau avec le pus virulent.

Elles devront veiller à recouvrir de collodion les moindres écorchures et se laver les pieds et les mains en sortant de l'écurie avec une solution phéniquée à 5 pour 100 ou une solution de sublimé au 1000ᵉ. On devra faire saigner par la pression et la succion la plus petite plaie faite avec un instrument qui a touché au cheval morveux. On la lavera ensuite à grande eau et on cautérisera au fer rouge.

« Une prescription essentielle, dit Bouley, applicable non seulement dans les écuries où se trouvent les animaux soupçonnés de morve, mais en tout temps, consiste à obliger les domestiques qui soignent les chevaux à se garnir les mains de gants et à garantir leurs pieds et leurs jambes par des guêtres ou au moins des bas. Les chevaux peuvent être contagieux bien avant que des personnes peu instruites et souvent négligentes aient reconnu la maladie. Les paysans qui travaillent pieds nus dans les écuries s'exposent donc aux plus grands dangers. » Pour éclairer le diagnostic, qu'il importe de reconnaître le plus tôt possible, on a recours aux inoculations expérimentales.

L'âne est le meilleur réactif. On l'inocule avec le liquide suspect, celui qui s'écoule des fosses nasales de préférence, après avoir pratiqué des scarifications sur la peau du front. Si le liquide inoculé est réellement morveux, l'âne meurt de morve aiguë en dix ou quinze jours.

. Le diagnostic de morve latente est très difficile; cependant M. Nocard, dans la séance académique du 14 avril 1892, fit la communication suivante :

« 1° L'injection sous-cutanée de la malléine de Roux provoque chez *les seuls chevaux morveux* une réaction fébrile intense, accusée dès la huitième heure, durant plusieurs heures.

« 2° Si l'élévation de température dépasse deux degrés, *on peut affirmer que l'animal est morveux ;* si la température ne varie pas ou s'élève de moins d'un degré, l'animal n'est pas morveux ; si l'élévation de température est comprise entre un et deux degrés, il est impossible, dans l'état actuel, de dire si l'animal est ou n'est pas morveux ; il faut le considérer comme suspect et le traiter comme tel. »

Malheureusement ces faits ne sont pas encore suffisamment démontrés et, d'après M. Leblanc, on doit considérer les injections de malléine comme venant en aide (mais en aide restreinte) à l'examen clinique.

Tout ce qui a servi à un animal morveux et qui est sans valeur doit être brûlé; les écuries contaminées devront être désinfectées par du soufre et ensuite par de grands lavages au crésyl et des badigeonnages à l'eau de chaux phéniquée. Les objets de pansage, les couvertures, les seaux seront désinfectés par l'immersion dans l'eau bouillante phéniquée, ou mieux par l'étuve de Genest et Herscher. L'eau bouillante détériorant les cuirs, ces derniers seront désinfectés en combinant la chaleur et les antiseptiques. L'eau phéniquée au 100° à 40° désinfecte parfaitement les cuirs en dix minutes sans les abîmer. Ce moyen a été employé dans l'armée pour désinfecter les képis des hommes atteints de pelade. Pour plus de détails au sujet de la désinfection, nous renvoyons le lecteur à la notice sur la désinfection. (V. p. 6.)

L'animal morveux restant contagieux après la mort, le propriétaire est tenu d'avertir l'équarrisseur, qui devra enfouir le cadavre à une grande profondeur. Le règlement du 6 mai 1886, sur le service vétérinaire dans l'armée allemande, prescrit de très bonnes mesures aux hommes appelés à donner des soins aux animaux atteints de la morve.

Les maréchaux et tous les hommes chargés de donner leurs soins aux animaux contaminés, dit l'instruction, doivent être tenus au courant du danger de la contagion et des mesures de précaution à prendre en pareils cas.

Dans les écuries d'isolement, ils portent des souliers spéciaux et des habits ordinairement en treillis.

Lorsqu'ils quittent l'écurie, ils déposent souliers et habits dans un endroit spécial et se lavent les mains de la manière qui est prescrite dans chaque cas particulier.

Les hommes chargés de soigner des chevaux suspects de morve ne doivent avoir aucun contact avec les autres chevaux du corps. Il est interdit de commander, pour le service des chevaux morveux ou suspects, des hommes qui auraient des plaies ou des écorchures, soit aux mains, soit à la figure, ou qui seraient atteints de catarrhe des voies respiratoires et des conjonctives. A cet effet, les hommes de service passent une visite médicale tous les jours. Les personnes qui approchent les chevaux suspects doivent éviter, autant que possible, d'être touchées par l'ébrouement de ces animaux ; si cet inconvénient se présentait, elles devraient immédiatement se nettoyer la figure et les mains avec du savon et laver les parties de leurs vêtements qui auraient été souillées.

On n'appliquera jamais les liniments ou les onguents, pas plus qu'on n'enlèvera le jetage avec les mains nues. Lorsque les mains auront été souillées de jetage, elles seront soigneusement nettoyées. L'homme évitera de se toucher les conjonctives ou la muqueuse nasale avant d'avoir pris ces soins de propreté.

Les hommes qui quittent l'écurie d'isolement se laveront les mains avec une solution phéniquée à 50 pour 1000 ou avec une solution de sublimé à 1 pour 1000 ; ces solutions sont préparées dans un vase spécial et renouvelées selon les besoins [1].

XXII. — CHARBON ET PUSTULE MALIGNE

ÉTIOLOGIE DU CHARBON, TRANSPORT DES GERMES CHARBONNEUX. — On sait, depuis les travaux de Davanie, que le charbon est dû à une intoxication du sang par un parasite nommé *bactéridie*. Les pays de prédilection du charbon sont la Bauce, la Bourgogne et l'Auvergne.

Dans ces contrées, les bergers ont l'habitude de désigner sous le nom de *champs maudits* les endroits où les animaux contractent le charbon, appelé encore *sang de rate*.

Pasteur a expliqué d'une façon merveilleuse l'étiologie du charbon. Quand le sol contient des cadavres d'animaux charbonneux, les vers de terre ramènent les spores de la bactéridie à la surface du sol, en déposant leurs déjections en forme de petits cylindres tortillés. Ces derniers sont composés d'une matière terreuse qui produit le charbon quand on l'inocule aux animaux. C'est ainsi que se trouvent empoisonnés les pâturages des champs maudits. Une dessiccation de plus d'une année ne suffit pas pour détruire les propriétés germinatives des spores charbonneuses. Un

---

[1] V. *Revue militaire de l'Étranger*, 1891.

seul cadavre peut donner naissance à une quantité innombrable de spores et infecter toute une région.

L'inoculation se fait surtout par les excoriations qui se forment sur la muqueuse de l'arrière-gorge pendant la mastication.

Le transport des germes du charbon peut se faire par les fumiers sur lesquels on a jeté des cadavres charbonneux. Le charbon est aussi quelquefois transporté très loin par le fourrage contaminé qui sert de véhicule aux spores de la bactéridie.

Les eaux pluviales entraînent au loin les germes du charbon déposés à la surface du sol par les vers de terre. Le charbon n'existe pas dans les terres sablonneuses parce qu'elles ne contiennent pas de vers et que les spores ne peuvent être ramenées à la surface.

Les grosses mouches à viande ne transportent pas le charbon, comme on le croit généralement, puisqu'elles sont inermes. Les insectes qui piquent, seuls, peuvent inoculer le charbon quand ils ont séjourné sur des chairs ou sur des laines d'animaux charbonneux.

Le charbon est transmissible de l'animal à l'homme, et réciproquement.

« La pustule maligne du charbon communiquée par contagion est une tumeur virulente et septique, caractérisée par l'apparition sur la peau d'une vésicule séreuse, non purulente, ombiliquée, qui se convertit promptement en une escarre bordée d'un anneau vésiculeux et repose sur une base indolente, œdémateuse, plus ou moins dure, élastique et étendue, ensuite par la manifestation d'accidents généraux indiquant l'intoxication de l'économie. » (RAIMBERT.)

La pustule maligne s'observe à la suite des autopsies d'animaux charbonneux. Les mégissiers, les équarisseurs, les bergers, les corroyeurs sont les professions qui exposent le plus au charbon ou à la pustule maligne. Le pus de la pustule maligne inoculé aux animaux leur donne le charbon.

PROPHYLAXIE. — Tout ce que nous venons de dire était nécessaire pour bien faire comprendre la prophylaxie du charbon, qui doit avoir pour but de détruire la bactéridie et surtout les spores qui sont douées d'une résistance considérable.

Une bête atteinte du charbon (ce qu'on reconnaît à l'écume de la bouche, aux matières fécales et aux urines sanguinolentes) doit être abattue le plus vite possible, afin qu'elle ne puisse pas infecter les autres par ses déjections (RAIMBERT). Toutes les régions d'un cadavre charbonneux sont dangereuses ; il faudra donc détruire tous les animaux morts du charbon, par l'*incinération* ou par l'acide sulfurique. Les étables et les objets qui ont touché l'animal seront désinfectés suivant les indications de la notice sur la désinfection (V. p. 6) et le sol où il a séjourné sera arrosé avec de l'acide sulfurique.

Les personnes qui ont des plaies aux mains ou sur d'autres parties découvertes du corps ne doivent pas être employées pour soigner les animaux charbonneux.

Après un contact avec le sang ou des déchets de ces animaux, les parties souillées du corps et des habits seront immédiatement lavées au savon et désinfectées ensuite au sublimé.

Les grands cultivateurs ne doivent pas hésiter à faire

vacciner leurs bestiaux selon la méthode de Pasteur. Cet illustre savant est parvenu à atténuer la virulence du poison charbonneux par la température et l'oxygène et à préparer ainsi un vaccin qui expérimentalement a donné les meilleurs résultats (expérience de Poully-le-Fort). Grâce au vaccin de Pasteur, la mortalité des moutons par le charbon a été réduite dans des proportions considérables. Quand on constate une pustule maligne, il faut, pour arrêter l'intoxication générale, détruire le plus vite possible le mal avec le fer rouge et faire, à l'aide de la seringue de Pravaz, des injections de teinture d'iode pure dans le tissu cellulaire tout autour du siège de la pustule (COULON).

Les viandes charbonneuses bien cuites ne paraissent pas dangereuses pour l'alimentation (DECROIX); mais, comme les parties centrales d'un morceau de viande charbonneuse peuvent échapper à la cuisson, nous pensons qu'il est prudent de s'abstenir de semblables aliments.

XXIII. — RAGE

Pour savoir se préserver de la rage, il faut connaître les principaux symptômes de cette maladie chez les animaux, surtout chez le chien qui est la cause la plus fréquente de la contagion.

La rage ne commence pas d'une façon brusque, les accès sont précédés de morosité, sauvagerie, indifférence pour les caresses ou redoublement d'affection. Un chien qui n'a plus les apparences de la santé doit être considéré comme suspect (BOULEY).

« La rage confirmée se reconnaît aux caractères suivants, isolés ou réunis :

1° Aboiement caractéristique, rauque, voilé, composé d'un aboiement à pleine gueule, suivi de hurlements venus de la gorge et qui s'accomplissent sans que les mâchoires se rapprochent ; 2° absence de cris quand on fait souffrir l'animal ; 3° rongement obstiné de certaines parties du corps ; 4° fureur provoquée par la vue d'un autre chien ; 5° difficulté pour avaler ; 6° accès caractérisé par l'aspect furieux de la physionomie, la tendance à mordre les personnes, les animaux ou les objets, et suivi d'une période d'affaissement ; 7° instincts errants ; 8° ingestion de substances diverses (bois, papier, etc.) ; le symptôme hydrophobie (horreur de l'eau) est exceptionnel chez le chien. » (BOULEY [1].)

Comme traitement préventif, nous ne pouvons mieux faire que d'indiquer l'instruction du 25 octobre 1861 rédigée par le Conseil d'Hygiène publique et de Salubrité de la Seine :

Le seul moyen de prévenir les funestes effets des morsures d'un animal enragé est d'appliquer le fer rouge sur ces morsures. L'expérience prouve que cette application est d'autant plus efficace qu'elle suit de plus près l'accident. D'ailleurs, elle est d'autant moins douloureuse que le fer est plus fortement chauffé.

En conséquence, lorsqu'une personne aura été mordue par un animal enragé ou supposé tel, il convient d'appliquer tout de suite, et profondément, sur les blessures un morceau de fer chauffé à blanc (un fer à plisser, un bout de tringle, le manche d'une pelle, un fragment quelconque de fer de forme étroite et allongée peuvent être employés

---

[1] VIRY, *Manuel d'hygiène militaire.*

à cet usage). En attendant que le fer soit chauffé, on aura soin d'exprimer les blessures, afin d'en faire sortir la bave ou le sang qui les imprègne. On pourra même laver ces blessures avec de l'alcali volatil étendu d'eau, de l'eau de savon, de l'eau de chaux, de l'eau salée[1] et, à défaut de ces liquides, avec de l'eau pure. Dès que le fer sera prêt, on se hâtera d'essuyer les plaies et de les brûler profondément.

L'emploi du fer rouge à blanc n'est pas seulement plus sûr que celui des divers caustiques solides ou liquides, quels qu'ils soient, il cause aussi moins de douleur. On ne devra donc pas hésiter à y recourir de préférence à tout autre moyen.

On ne saurait trop rappeler au public le danger des prétendus spécifiques que vendent et distribuent les charlatans.

On ne connaît, nous le répétons, de préservatif certain contre la rage que la cautérisation pratiquée comme il vient d'être dit.

« Il est bon de faire observer que, toutes les fois que l'application du fer rouge pourra être faite par un homme de l'art, ce sera préférable; dans tous les cas, il y aura avantage pour le blessé à appeler un médecin, même après l'emploi des moyens précités, attendu qu'il pourra seul apprécier la profondeur des blessures et l'effet de la cautérisation qui resterait sans efficacité si elle avait été faite incomplètement.

Comme il est utile de constater si les chiens qui auraient fait des morsures sont réellement enragés, il faut se garder de les tuer, ainsi qu'on se hâte ordinairement de le faire. Il vaut mieux, si la chose est possible et sans danger, les isoler et les observer.

On peut affirmer qu'une personne cautérisée méthodi-

---

[1] Mieux encore une solution forte antiseptique d'acide phénique, 5 grammes par 100 grammes d'eau, de chlorure de zinc, d'acide salicylique ou borique, de bichlorure de mercure 0 gr. 20 pour 100 grammes d'eau.

quement et de bonne heure échappe presque certainement à la rage. Sur 115 décès déterminés par cette maladie, de 1852 à 1858, il n'y a pas un seul cas où la cautérisation ait rempli ces conditions ; quatorze fois elle avait été insuffisante, trente-sept fois tardive, soixante-quatre fois elle avait manqué. Ces chiffres indiquent le prix de cette précaution préservatrice [1]. »

Les morsures au visage sont les plus dangereuses ; il ne faut pas hésiter à les cautériser dans la crainte d'une cicatrice disgracieuse.

Le virus de la rage est assez lent à gagner les lymphatiques ; on peut donc être à peu près sûr de l'avoir détruit quand on a cautérisé la plaie presque aussitôt après la morsure. Si la cautérisation est faite plus d'une heure après, nous conseillons d'envoyer traiter le malade au laboratoire de M. Pasteur par les inoculations antirabiques. Grâce à la méthode de l'illustre savant français, la mortalité des individus mordus par les animaux enragés a diminué dans une proportion considérable. L'action préservatrice du vaccin pastorien employé après morsure s'explique par son évolution plus rapide que celle du virus. Nous espérons qu'on arrivera à employer l'inoculation préventive obligatoire de tous les chiens avec le vaccin pastorien, de façon à supprimer complètement la rage.

Il est indispensable de faire transporter les cadavres des animaux enragés chez un vétérinaire, qui reconnaîtra la maladie et donnera l'ordre de faire abattre les chiens suspects, ou, en cas d'erreur, rassurera les gens mordus.

« Il n'y a qu'un moyen rigoureux d'établir l'existence ou la non-existence de la rage chez le chien suspect. Ce moyen, basé sur les belles découvertes du laboratoire de

---

[1] FONSAGRIVE, *Dictionnaire d'Hygiène*, art. « Rage ».

Pasteur, est simple, facile, à la portée de tous et praticable dans toutes les circonstances ; il consiste dans l'inoculation d'une parcelle des centres nerveux du chien soupçonné à autre animal. Le bulbe ayant été sectionné et enlevé avec des instruments préalablement flambés, un fragment en sera prélevé avec pureté et trituré dans une petite quantité d'eau *bouillie*. Pour cela, on devra se servir d'un verre et d'une baguette de verre stérilisée, soit par le flambage, soit par une ébullition prolongée.

L'émulsion obtenue est ensuite filtrée sur un linge fin soumis également à l'ébullition ; on en injecte alors quatre ou cinq gouttes dans la chambre antérieure de l'œil au moyen d'une seringue de Pravaz purifiée par l'ébullition. L'inoculation est rendue plus facile par l'instillation préalable sur la cornée de quelques gouttes d'une solution de cocaïne au 20°.

Ces précautions suffisent pour assurer la réussite de l'opération, et celle-ci est tellement simple que tous les médecins peuvent et doivent avoir recours à ce moyen pour affirmer le diagnostic de la rage. Les animaux d'expérience ne font nulle part défaut ; si le choix est permis, il conviendra d'utiliser de préférence le lapin, moins encombrant, plus facile à loger et à surveiller que le chien. Dans le cas invraisemblable où il serait impossible de pratiquer sur place l'inoculation expérimentale, il convient de rappeler que le bulbe des animaux suspectés de rage *doit être envoyé à l'Institut Pasteur* dans la glycérine *neutre*, qui n'altère pas sensiblement la virulence de l'organe, du moins pendant un certain temps [1]. »

---

[1] *Archives de médecine militaire*, « Quelques réflexions sur la prophylaxie de la rage, » par MM. KELSCH et VAILLARD.

La meilleure prophylaxie de la rage réside évidemment dans l'exécution des lois de la police sanitaire.

Les chiens errants sont le plus fréquemment atteints et devraient être impitoyablement abattus.

En Allemagne, où l'on applique de la façon la plus rigoureuse les lois concernant la prophylaxie contre la rage, la mortalité due à cette terrible maladie est devenue insignifiante.

Au Congrès international d'Hygiène et de Démographie tenu à Londres en 1891, M. Fleming a proposé d'excellentes mesures sanitaires :

1° La destruction de tous les chiens enragés, suspects de l'être ou suspects de le devenir ;

2° La saisie et, si cela est nécessaire, la destruction de tout chien sans maître et vagabond ;

3° L'obligation pour tous les autres chiens de porter une muselière bien faite et s'adaptant bien, tant que la rage existe et aussi pendant un temps égal à la plus longue période d'incubation, une fois que la maladie a été supprimée ;

4° L'imposition d'une taxe sur les chiens.

La nécessité de la destruction de tous les chiens enragés est si évidente en soi qu'il n'est pas besoin d'y insister.

La maladie est incurable, fait beaucoup souffrir, et le chien atteint est, aussi longtemps qu'il vit, un si grand danger pour les autres créatures, que sa prompte destruction s'impose. Les chiens suspects d'être enragés ou de le devenir par suite de leur contact avec ceux qui ont été atteints doivent toujours être une source de graves appréhensions et de dangers, et, à moins qu'ils ne puissent être gardés en observation dans les conditions de la plus absolue sécurité et pendant un temps considérable, devraient aussi être détruits, si l'on considère les risques auxquels on s'expose en les laissant en vie.

Un chien peut être dit suspect lorsqu'il présente des symptômes ressemblant à ceux de la rage ou qu'il s'est trouvé dans des conditions ayant rendu l'infection probable ou possible.

Les chiens errants sont les principaux propagateurs de la rage, pour la raison qu'ils sont plus exposés à la contamination que ceux qui sont convenablement surveil- lés, et aussi parce que les chiens errants, même soigneusement gardés, cherchent à s'échapper pour errer à l'aventure.

La violence de la rage est en proportion du nombre de chiens errants dans les pays infectés. C'est là un fait bien établi. En Angleterre, en 1888, sur 160 chiens enragés, 64, soit 40 pour 100, furent reconnus pour des chiens errants.

En 1889, sur 312 chiens enragés, 121, soit plus de 38 pour 100, étaient évidemment sans maîtres, et en 1890, 64 sur 129, soit plus de 51 pour 100, ont été reconnus pour tels.

Aussi, afin de limiter la propagation de la rage, tout chien errant devrait être mis en lieu sûr et détruit s'il n'était réclamé dans un certain laps de temps.

L'emploi de la muselière a amené la suppression de la rage à Berlin, à Vienne. En Hollande, la rage, qui était fréquente avant 1875, a été progressivement supprimée depuis que l'emploi de la muselière est devenu obligatoire.

C'est également ce qui s'est passé dans le grand-duché

de Bade, en Suède, en Angleterre. Malheureusement, le port de la muselière, qui était autrefois obligatoire, ne l'est plus aujourd'hui à Londres, et la rage a fait de nouvelles victimes.

Il y a utilité à imposer une taxe sur les chiens, afin d'en limiter le nombre et s'assurer que chaque animal a un propriétaire.

Nous croyons aussi devoir citer les conclusions d'un rapport d'Alexandre, qui ont été approuvées par le Conseil d'Hygiène et de Salubrité du département de la Seine :

« 1° Nomination, dans chaque arrondissement de Paris et dans chaque canton suburbain, de vétérinaires préposés à la visite des animaux suspects ;

2° Transport à la fourrière des animaux suspects suivant la définition du mot « suspicion » donné au cours du rapport [1] ;

3° Appropriation d'un local spécial servant de fourrière dans chaque chef-lieu de canton de la banlieue ;

4° Création d'un laboratoire à l'usage du service vétérinaire sanitaire.

La Commission insiste de nouveau sur la nécessité absolue de supprimer les chiens errants à l'aide des mesures qui suivent :

a) Utilisation du personnel des gardiens de la paix, ou, à son défaut, création d'un personnel spécial ;

b) Obligation de faire porter aux chiens une médaille constatant le payement de la taxe, médaille dont le modèle variera chaque année ;

c) Application rigoureuse des articles 53 et 54 du décret du 23 juin 1882, ainsi conçus :

Art. 53. — L'autorité administrative pourra, lorsqu'elle croira cette mesure utile, particulièrement dans les villes,

---

[1] Tout animal qui, sans provocation, mord les personnes ou les animaux est suspect.

ordonner par arrêté que les chiens circulant sur la voie publique soient muselés ou tenus en laisse.

Art. 54. — Lorsqu'un cas de rage a été constaté dans une commune, le maire prend un arrêté pour interdire, pendant six semaines au moins, la circulation des chiens, à moins qu'ils ne soient tenus en laisse.

La même mesure est prise pour les communes qui ont été parcourues par un chien enragé. »

XXIV. — RHUMATISME. — XXV. — GOUTTE. — XXVI. — GRAVELLE URIQUE, OXALIQUE

Les personnes qui, par suite d'une influence héréditaire, sont sujettes aux rhumatismes et à la goutte arthritique doivent vivre au grand air et se soumettre à un exercice modéré : l'hydrothérapie, les lotions froides dans un endroit chaud suivies de frictions et de massage constituent un traitement préventif de premier ordre. Le *tub* devra donc toujours figurer dans le cabinet de toilette d'un arthritique. « La peau doit être considérée comme la soupape de sûreté de l'économie animale. » (MONIN.) L'usage du tub amène une activité cutanée qui entraîne l'organisme au froid et l'habitue à supporter les vicissitudes météoriques. Les repas trop copieux, les excès de tout genre devront être interdits. Le régime doit être sobre, plutôt végétal qu'animal. Le gibier, les crustacés, le café, les liqueurs, l'oseille, ne conviennent pas aux goutteux. Ces aliments favorisent la formation des acides urique et oxalique, déjà en trop grande quantité dans le sang des personnes atteintes de la diabète goutteuse. Le vin blanc avec beaucoup d'eau sera une excellente boisson. La vie sédentaire et la bonne chère doivent être absolument défendues *Trop de recettes et pas assez de dépenses :* telle est la cause principale de la goutte acquise. C'est ce qui fait qu'elle est si commune chez les gens riches dont l'alimentation est trop abondante et trop azotée. Si l'aliment qui représente le combustible de l'économie est absorbé en grande quantité, il faut nécessairement un exercice suffisant pour le brûler, sinon il y aura défaut d'équilibre entre les recettes et les dépenses. Avec une vie sobre et laborieuse on n'a pas la goutte. Les goutteux un peu âgés doivent être modérés dans leurs appétits sexuels. « Que, comme nos cheveux, blanchissent nos désirs. » L'exercice, l'eau *intus* et *extra*, les frictions, le massage et la sobriété résument donc la prophylaxie des arthritiques. Les moyens hygiéniques sont de beaucoup préférables aux drogues les plus vantées. Nous conseillons cependant de ne pas attendre les crises aiguës pour faire usage en petite quantité des alcalins (bicarbonate de soude, 2 grammes par jour ; eau de Pougues) et de l'iodure de potassium (50 centigrammes par jour).

XXVII. — DIABÈTE

Il n'y a pas de prophylaxie contre le diabète ; mais il est bon, pour l'empêcher de devenir grave, de se soumettre à un régime spécial dès le début de la maladie. Les personnes qui urinent abondamment, qui maigrissent, tout en buvant et en mangeant beaucoup, devront faire examiner leurs urines. Dans le cas où ces dernières contiendraient du sucre, de suite un régime sera institué. On supprimera les féculents et on donnera du pain de gluten. On recommandera l'antisepsie de la bouche, l'usage de l'eau de Vichy, les vêtements de flanelle, de façon à déterminer une sudation importante.

XXVIII. — CANCER

Il n'y a malheureusement aucune prophylaxie contre les cancers. Nous croyons cependant devoir recommander aux fumeurs de ne pas user de pipes dont l'extrémité du tuyau est rugueuse. L'irritation répétée de la langue ou des gencives prédispose à l'épithélioma (cancer des fumeurs).

XXIX. — ANÉMIE. — XXX. — LEUCÉMIE, PSEUDO-LEUCÉMIE, ADÉNIE

Conseiller, dès le jeune âge, la vie au grand air, l'exercice physique (gymnastique, escrime, équitation, natation, etc.), les bains de mer, les lotions froides suivies de frictions, éviter le surmenage intellectuel et le séjour dans un milieu confiné. Proscrire en hiver le chauffage au charbon de terre, surtout dans les poêles à combustion lente, qui sont une cause fréquente d'anémie. Dans ces conditions, les enfants seront toujours doués d'un excellent appétit, qui est le meilleur des toniques, et si leur alimentation est substantielle, ils grandiront sûrement avec un sang riche en globules.

XXXI. — PURPURA

La prophylaxie de cette maladie, qui, la plupart du temps, est symptomatique des états cachectiques, se confond avec celle de l'anémie, de la tuberculose, du rhumatisme et des maladies infectieuses : *scorbut, fièvre typhoïde, fièvres éruptives.* (V. ces mots, p. 137, 24, 46.)

XXXII. — SCORBUT

Quand une épidémie de scorbut est à craindre dans une armée, sur un navire, dans une ville assiégée, etc., il faut donner des fruits, des légumes frais, du jus de citron, de la limonade. Les habitations sombres et humides (casemates) devront être évitées autant que possible. En campagne, il faut absolument défendre aux soldats de creuser le sol de leur tente dans le but d'être plus au large (taupinière). Cette façon de procéder a été une cause sérieuse du scorbut en Crimée. Bien observer l'antisepsie buccale. (V. p. 174.)

XXXIII. — ANASARQUE ESSENTIELLE

Éviter les refroidissements brusques et l'ingestion de boissons glacées, quand le corps est en sueur.

XXXIV. — ALCOOLISME

L'alcoolisme, qui aboutit si souvent à l'aliénation mentale et au suicide, est véritablement un péril social qu'il importe de combattre par tous les moyens possibles.

Pour poursuivre l'extinction de l'alcoolisme, il importe, surtout, comme l'a très bien fait remarquer M. Lancereaux, de faire disparaître les préjugés, profondément enracinés, qui consistent à croire que le vin et les liqueurs alcooliques sont nécessaires à la nutrition, donnent des forces, et qu'il est impossible de se passer de ces boissons non seulement pour travailler, mais pour vivre. Les populations les plus robustes, les plus résistantes à la fatigue et aux maladies sont précisément les plus sobres, celles qui connaissent le moins les boissons alcooliques.

« Excitant d'abord, puis par réaction stupéfiant, l'alcool n'est que le masque d'un tonique. » (ÉMERY DESHOUSSES.)

L'abus de l'alcool est moins répandu qu'autrefois dans le milieu militaire depuis le nouveau mode de recrutement. Néanmoins les médecins de l'armée et le commandement devront toujours exercer la plus grande surveillance sur les boissons débitées dans les cantines.

La loi du 23 janvier 1873 classe l'ivresse publique parmi les contraventions ou les délits, et la décision ministérielle du 6 mai 1873 ordonne des punitions disciplinaires contre les militaires en état d'ivresse.

Le vinage avec les eaux-de-vie de grains, de betteraves et de pommes de terre qui contiennent des alcools propylique, butylique et amylique est une des causes les plus sérieuses de l'alcoolisme. « Il faudrait un volume tout entier, dit le Dr L. Decaisne, pour énumérer les traitements et falsifications que fait subir aux vins l'industrie moderne par des coupages ou mélanges de toutes sortes de vins, par addition de substances étrangères au vin naturel ou déjà coupé, enfin par la fabrication de vins de toutes pièces.

A ce propos, qu'il me suffise de citer les chiffres suivants : les vins du Midi valent en moyenne sur place 48 francs l'hectolitre ; pour les loger, les amener à Paris et acquitter les droits d'entrée. il en coûte au minimum 25 francs par hectolitre. Si l'on suppose un bénéfice de 2 francs pour le marchand en gros, on voit que le vin revient à 75 centimes le litre. Et on le vend au détail 70 centimes ! Les principaux inconvénients sont d'introduire dans les vins une proportion d'alcool, qui, n'ayant pas été associée intimement aux autres principes des moûts par la fermentation, s'y trouve à l'état libre et agit sur l'organisme avec la même rapidité et la même énergie que l'alcool en nature dilué.

Mais le plus grand danger du vinage, c'est de permettre de le pratiquer avec les esprits de grains et de betteraves, dont la production a pris une extension considérable et qui peut être sans limites. C'est là, pour nous, qu'est avant tout le danger pour la santé publique.

Aussi ne faut-il pas s'étonner des ravages produits par les boissons alcooliques dans les pays scandinaves, où l'on ne consomme presque exclusivement que de l'eau-de-vie de pommes de terre. Si l'alcoolisme fait tant de victimes dans les autres pays du Nord, cela tient aux eaux-de-vie de grains et de betteraves dont on y fait usage.

Pour la France, M. le Dr Lunier a démontré, d'une façon irréfutable, que les délits et les crimes résultant de l'abus des boissons alcooliques étaient en rapport direct avec l'usage des alcools autres que celui fourni par le vin. Un des plus grands dangers des boissons dites apéritives, bit·ter, vermouth, absinthe, etc., que l'on consomme en si grande quantité aujourd'hui, paraît consister surtout dans les alcools de betteraves et de grains qui entrent si fréquemment dans leur composition. »

D'après M. Rochard, le budget de l'alcoolisme, la somme que coûte annuellement à la France la consommation de l'alcool, le travail perdu, les frais de traitement des aliénés, s'élève à la somme d'un milliard et demi.

Les apéritifs, ainsi que nous l'avons fait remarquer à propos de la dyspepsie, sont des plus dangereux. Loin de développer l'appétit, ils occasionnent la gastrite chronique. L'alcool est dangereux non seulement pour celui qui en abuse, mais encore pour ses descendants, qui sont frappés de dégénérescence physique, intellectuelle et morale.

Contre l'alcoolisme du jeune âge, il faut s'efforcer de combattre les prédispositions héréditaires que les enfants apportent en germe à leur naissance par des mesures de prophylaxie bien entendues : « Chez eux, nous défendrons absolument l'usage du vin et des liqueurs, et nous exigerons l'emploi du lait comme boisson. — Il faudra surtout surveiller le moment de la puberté. C'est alors que le danger est grand, car l'adolescence est l'époque où se manifestent les tendances de l'hérédité nerveuse.

Quand l'hérédité sera confirmée, il importera avant tout de s'adresser au système nerveux et de chercher à le modifier. L'hydrothérapie sous toutes les formes, et surtout les douches froides de courte durée, ont ici leur indication principale, car je ne connais aucune médication plus efficace. » (LANCEREAUX.)

M. Aglave propose comme un frein à l'alcoolisme le monopole de l'alcool par l'État, admettant comme utile, hygiéniquement, l'usage modéré de l'alcool éthylique (d'une once à une once et demie par jour et par adulte), mais non partisan de l'abstinence totale.

La source de l'alcoolisme moderne est causée en grande partie par la substitution de l'alcool amylique à l'alcool éthylique ; celui-ci bout à 79° et a grande chance de s'évaporer sans se fixer dans les tissus ; l'alcoolisme est généralement éloigné, même avec son abus, tandis que l'alcool amylique bout à 140° et, ne s'éliminant pas, imprègne rapidement l'organisme.

L'État, détenteur du monopole de l'alcool, ne livrerait à la consommation que de l'alcool éthylique, incomparablement moins nocif que le premier, qui est toxique, et le Trésor endosserait en outre une plus-value budgétaire considérable.

M. le Dr Arnould, le savant professeur de la Faculté de médecine de Lille, résume ainsi la prophylaxie de l'alcoolisme :

« 1° Le premier de tous les moyens, le plus sûr probablement, consiste à répandre dans le peuple l'instruction générale et un peu aussi l'instruction spéciale, en ce qui concerne les notions d'hygiène les plus importantes. L'instruction relève du même coup l'éducation populaire ; or, rien n'attente aussi brutalement à la dignité humaine que l'ivresse et l'ivrognerie ;

2° Il conviendrait de limiter le nombre des cabarets et débits à la proportion de 1 pour 200 habitants ; de distinguer ceux qui sont destinés à la vente du vin, du cidre, de la bière, de ceux où l'on doit trouver des eaux-de-vie, et d'assujettir ces derniers à une patente spéciale. L'Administration est vraiment complaisante vis-à-vis des débitants ; nous ne comprenons pas que l'on tolère le cumul de bureau de tabac avec celui de débit de liqueurs ; il y a là comme un piège tendu au passant et une sollicitation à prendre un petit verre pendant qu'on lui pèse une once de tabac. Beaucoup ne profitent que trop de cette fâcheuse occasion de... faire d'une pierre deux coups ;

3° Ne viner les vins qu'à la cuve et avec des eaux-de-vie de vin. — Abaisser les droits sur les vins, la bière, le cidre ; élever ceux des alcools ; traiter comme alcools les vins marquant plus de 11° alcooliques centésimaux. Peut-être arrivera-t-on à introduire en France, comme cela existe en Angleterre depuis 1876, une loi *analytique*, c'est-à-dire qui fasse varier les droits d'octroi suivant la valeur, la composition des vins, leur degré d'alcoolisation ;

4° Décourager la fabrication des alcools d'industrie ;

5° Abaisser l'impôt sur le sucre pour favoriser la consommation du café, du thé, du chocolat. Depuis 1880, le

Gouvernement français est entré largement dans cette voie [1]. »

Citons, en terminant, les résolutions suivantes, qui, après un long débat, ont été acceptées par le Congrès de Vienne :

« 1° Les maux qu'engendre la consommation abusive des boissons alcooliques se font sentir plus ou moins dans tous les pays civilisés. Les conséquences de cet abus s'observent surtout dans les hôpitaux, dans les maisons d'aliénés et dans les maisons de détention. Il est donc du devoir des hygiénistes de prendre une part active à la lutte entreprise contre l'ivrognerie, qui altère la santé physique, intellectuelle et morale des individus, détruit la vie de famille et trouble la société ;

2° Les causes multiples de l'ivrognerie devraient être recherchées partout d'après un plan uniforme d'investigations et combattues simultanément par l'État et par l'initiative privée, à la suite d'une entente commune ;

3° L'action des sociétés libres et des particuliers peut contribuer à atteindre ce but : en éclairant l'opinion publique sur l'action et les effets pernicieux de l'alcool (création de sociétés de tempérance, etc.) ; en remplaçant les boissons alcooliques par d'autres boissons saines et à bon marché (création de cercles d'ouvriers, workmen's halls, cafés de tempérance, etc.) ; en favorisant tout ce qui peut améliorer les conditions sociales des classes pauvres (sociétés de consommation, sociétés de constructions pour maisons d'ouvriers, cuisines populaires, caisses d'épargne, etc.); en créant des établissements destinés au traitement curatif des individus adonnés à la boisson ;

4° L'État, de son côté, peut agir : en élevant par l'impôt le prix de l'alcool destiné à la consommation et en ne prélevant qu'un droit insignifiant sur les autres boissons fermentées; en limitant le nombre des débits de boissons

---

[1] V. *Nouveaux éléments d'hygiène,* par ARNOULD, p. 982.

alcooliques et en fixant l'heure de clôture de ces établissements ; en soumettant ces derniers à une surveillance efficace et en s'assurant surtout que l'alcool destiné à la consommation est pur (exempt d'alcool amylique) ; en édictant des peines contre les débitants qui, d'une manière quelconque, favorisent l'ivrognerie, et contre les individus qui sont trouvés publiquement en état d'ivresse ; en internant les ivrognes dans des établissements publics spéciaux ;

5° Il est à désirer que les buveurs en traitement dans un hôpital ou dans une maison de santé, et qui sont à la veille de sortir de l'établissement, puissent encore subir un stage dans une section spéciale, où ils seraient préparés à mieux résister aux tentations de la boisson ;

6° Dans la lutte contre l'alcoolisme, on ne peut espérer obtenir un résultat efficace que si toutes les mesures préventives et curatives sont prises simultanément et appliquées avec persévérance d'après un plan méthodique. »

XXXV. — INTOXICATION SATURNINE

Trois indications principales sont recommandées par Grisolle : 1° se servir pour la fabrication de la céruse des procédés qui répandent le moins de particules métalliques dans l'atmosphère. Il faut supprimer le battage et l'épluchage, et travailler la céruse par la voie humide ;

Les peintres devront éviter de chauffer les pièces dans lesquelles ils travaillent, et laisser le plus possible les fenêtres ouvertes.

2° Renouveler l'atmosphère. Aérer largement les ateliers de fabrication de céruse, de minium et de litharge pour entraîner les particules saturnines répandues dans l'air.

L'usage des cheminées d'appel est indispensable.

3° Moyens pour s'opposer à la pénétration des molécules saturnines dans les poumons et dans l'estomac :

mettre sur le nez et la bouche des éponges trempées dans l'eau aiguisée avec l'acide sulfurique (appareil Paulin), ne pas prendre ses repas dans un atelier ; soins de propreté ; bains sulfureux ; changement de vêtements après le travail, interrompre de temps à autre le travail pendant plusieurs jours pour aller vivre au grand air.

Substituer, autant que possible, l'oxyde de zinc à la céruse.

Le lait est excellent chez les ouvriers qui travaillent le plomb et ses composés ; son usage journalier empêche souvent l'intoxication saturnine, (BOUCHARDAT, *Formulaire*, 1885.)

XXXVI. — INTOXICATION PAR LES SUBSTANCES ALIMENTAIRES

(Champignons, conserves alimentaires, morue, etc.)

Pour éviter les empoisonnements par les champignons, il est prudent de ne manger que les champignons de couche, la truffe, la morille, la chanterelle comestible et le cèpe, seules espèces dont la vente soit autorisée à Paris.

« La science ne possède aucun caractère certain qui établisse une limite tranchée entre les champignons comestibles et vénéneux. Il est possible de rendre inoffensifs les champignons les plus dangereux en les faisant bouillir dans l'eau un quart d'heure au plus ; le vinaigre, l'alcool et l'eau salée ou alcaline enlèvent complètement par macération le principe toxique.

Pour chaque 500 grammes de champignons coupés de médiocre grandeur, il faut un litre d'eau acidulée par deux ou trois cuillerées de vinaigre ou deux cuillerées de sel gris. Dans le cas où l'on n'aurait que de l'eau à sa disposition, il faut la renouveler deux ou trois fois. On laisse les champignons *macérer pendant deux heures entières*, puis on les lave à grande eau. Ils sont alors mis à l'eau froide, qu'on porte à l'ébullition, et, après une demi-heure, on les lave encore, on les essuie et on les apprête comme mets spécial. Les eaux qui ont servi à laver les champignons doivent être jetées, car elles renferment le principe vénéneux, lorsqu'il s'agit d'une espèce de cette sorte. » (LITTRÉ.)

Quand on se trouve en présence d'une personne empoisonnée par les champignons, il faut, sans perdre de temps, provoquer le vomissement. Pour cela, on administre un ipéca stibié ; si on n'a pas ce remède sous la main, on fait avaler une quantité d'eau tiède pure ou, mieux, mêlée avec de l'huile et du savon ou du sel.

Ensuite on titille la gorge à l'aide d'un papier roulé ou avec la barbe d'une plume. Un moyen aussi simple qu'efficace consiste à enfoncer le doigt dans la bouche jusqu'à l'arrière-gorge. On devra aussi avoir recours aux frictions et à l'éther en injections hypodermiques et en potions (10 grammes d'éther dans un verre d'eau sucrée par cuillerée à bouche d'heure en heure).

CONSERVES ALIMENTAIRES. — Les boîtes de conserves alimentaires qui sont bombées doivent être rejetées comme mauvaises, la forme bombée étant produite par les gaz de la putréfaction qui se forment dans l'intérieur de la boîte. Les aliments conservés doivent être consommés immédiatement à leur sortie de la boîte, parce qu'ils s'altèrent très vite dès qu'ils sont exposés à l'air. En présence d'empoisonnement par les viandes putréfiées, par la morue et autres aliments de mauvaise qualité qui contiennent des alcaloïdes toxiques (ptomaïnes), nous recommandons de faire vomir et d'employer les mêmes moyens que nous venons d'indiquer à propos des champignons.

XXXVII. — INTOXICATION PAR D'AUTRES CAUSES
(Empoisonnement par des corps chimiques)

Renfermer toujours sous clef les substances vénéneuses et ne les laisser manier que par des personnes compétentes. Inscrire en grosses lettres le mot *poison* sur les bouteilles qui renferment des corps dangereux. Les solutions de sublimé et d'acide phénique qui sont maniées dans les hôpitaux par les infirmiers devront être colorées et mises dans des flacons spéciaux, jamais dans des bouteilles à vin.

L'eau de Javel ne doit jamais être mise à la portée des enfants, qui souvent se sont empoisonnés avec ce liquide, par suite de la négligence et du manque d'ordre du domestique ou de la maîtresse du logis. En présence d'un empoisonnement il faut sans retard : 1° faire rejeter le poison, s'il en est encore temps ; 2° administrer un contrepoison.

Pour faire rejeter le poison, il faut provoquer le vomissement par les moyens que nous avons conseillés plus haut. Le lavage de l'estomac, au moyen du tube de Faucher, peut rendre les plus grands services.

Contrepoison. — Dans tous les empoisonnements par les métaux, les alcaloïdes ou les composés cyaniques (acide prussique, eau de laurier-cerise, etc.), mais non dans les empoisonnements par les alcalis, on peut donner un mélange à parties égales de magnésie calcinée, d'hydrate de peroxyde de fer et de charbon animal pulvérisé. Ce mélange sature les acides, décompose les sels métalliques, engage l'acide arsénieux et l'acide cyanhydrique dans des composés insolubles, décompose les sels d'alcaloïdes et absorbe les alcaloïdes ; en même temps il est purgatif [1].

On le donne par cuillerée à bouche délayé dans un peu d'eau, sans crainte de l'administrer en excès. Dans tous les hôpitaux militaires, on trouve préparé d'avance, sous le nom d'antidote multiple de Jeannel, un mélange de sulfate ferreux, de monosulfure de sodium et de magnésie dont la réaction forme du sulfure de fer, du sulfate de soude, de la magnésie et de l'oxyde ferreux, c'est-à-dire un ensemble de purgatifs et de contrepoisons efficaces dans les empoisonnements métalliques et par les cyanures, mais non dans ceux par le phosphore, l'antimoine et les alcaloïdes.

Si l'empoisonnement est causé par un sel de mercure, on fera absorber sans retard des blancs d'œufs (albumine) et de la fleur de soufre. Si le malade a pris du laudanum ou quelque autre préparation opiacée, on lui fera boire une infusion forte de café ; s'il s'est empoisonné par du phosphore (empoisonnement par des allumettes), on trouvera le contrepoison dans l'essence de térébenthine (4 grammes à 8 grammes d'essence de térébenthine dans 100 grammes d'eau sucrée).

Si c'est avec de l'arsenic, on donnera de l'eau albumineuse, de la magnésie calcinée et l'hydrate de peroxyde

---

[1] J. JEANNEL, *Formulaire officinal et magistral*, Paris, 1870.

de fer (300 à 400 grammes ne neutralisent que 0 gr. 10 d'arsenic). Si le malade a pris de l'acide prussique, du bleu de Prusse, de l'eau de laurier-cerise, on le soumettra de suite à des affusions froides, à des douches énergiques le long de la colonne vertébrale. Si l'empoisonnement était amené par l'acide nitrique, chlorhydrique, sulfurique, on donnerait l'eau albumineuse (blanc d'œuf dans de l'eau) et la magnésie décarbonatée avec beaucoup d'eau. Si l'empoisonnement était dû à des alcalis (eau de Javel, par exemple), on ferait boire de l'eau très acidulée (1 gramme de vinaigre pour 100 grammes d'eau et du lait [1]).

EMPOISONNEMENT PAR LES ALLUMETTES, LE PHOSPHORE. — Eau albumineuse, potion contenant une cuillerée à café d'essence de térébenthine pour 150 grammes d'eau. Magnésie délayée dans une grande quantité d'eau. Exercice violent. Ne donner ni corps gras qui dissoudrait le phosphore, ni lait. Comme aliment n'offrir au malade que du bouillon bien dégraissé.

PROPHYLAXIE. — Substituer le phosphore amorphe au phosphore ordinaire.

N° 366. NOTE MINISTÉRIELLE AU SUJET DES PRÉCAUTIONS A OBSERVER POUR LA DÉLIVRANCE ET LA CONSERVATION DES MÉDICAMENTS TOXIQUES, EMPLOYÉS SOUS FORME DE SOLUTIONS ÉTENDUES. (D. Ser. Santé; Hôpitaux.) [*B. O.*, p. r., p. 188.] — [*J. M.*, 1er sem. 1892, p. 280.]

Le président du Conseil, ministre de la Guerre, a décidé, à la date du 12 février 1892, que, dans les infirmeries ré-

---

[1] VIRY, *Hygiène militaire.*

gimentaires, on se conformerait rigoureusement aux prescriptions spécifiées au formulaire pharmaceutique des hopitaux militaires (pages 263, 265 et 267) relatives à l'*interdiction absolue* de mettre des liquides toxiques dans des bouteilles à vin, et à l'ordre formel de ne jamais délivrer ces liquides que dans des *fioles ou flacons en verre coloré*, portant une étiquette rouge orangé.

Ces fioles devront, en outre, être entourées d'une bande de papier rouge orangé large de $0^m,01$ à $0^m,03$, selon leurs dimensions, qui sera collée sur toute leur circonférence ; elles seront aussi munies d'une seconde étiquette en papier rouge orangé sur laquelle le mot POISON sera écrit en lettres majuscules.

Le ministre rappelle que les médecins des corps de troupe sont tenus de conserver *personnellement* la clef de l'armoire aux poisons de l'infirmerie (circulaire ministérielle du 1ᵉʳ novembre 1888, n° 8707, 7ᵉ *direction*). La clef de l'armoire où sont renfermés les médicaments ordinaires et les *solutions toxiques étendues* servant à la pratique usuelle des pansements restera confiée, selon le cas, au sous-officier, au caporal ou brigadier d'infirmerie ou, *en leur absence*, à l'infirmier de garde, *lesquels en seront personnellement responsables et ne devront jamais délivrer un médicament de quelque nature qu'il puisse être, sans l'ordre formel d'un médecin.*

Dans les magasins et ateliers des corps de troupe, dans les magasins centraux, des liquides toxiques, même en solution très étendue, ne seront *jamais distribués ni conservés dans des bouteilles à vin;* ils le seront *toujours* dans des fioles ou flacons en verre coloré portant des étiquettes en papier rouge orangé, et la large bande circulaire de même nature dont il est question ci-dessus.

MM. les chefs de corps et de service devront faire immédiatement exécuter les prescriptions formulées dans la présente note, et veiller à ce qu'aucune infraction à ces dispositions réglementaires ne se produise sous aucun prétexte.

Dans toutes les pharmacies des hôpitaux militaires, les

pharmacies régionales, les infirmeries-hôpitaux, les infirmeries régimentaires et de garnison, les magasins du service de santé, et, d'une manière générale, dans tous les établissements ou magasins dépendant du ministère de la Guerre où l'on emploie des solutions toxiques étendues, on affichera l'extrait ci-joint de la présente note sous forme de placard imprimé en gros caractères, dans un endroit très apparent.

PLACARDS A AFFICHER DANS LES INFIRMERIES, MAGASINS,
ATELIERS, ETC.

Le président du Conseil, ministre de la Guerre, a décidé, à la date du 12 février 1892, que, par application des dispositions contenues dans le formulaire pharmaceutique des hôpitaux militaires, les liquides toxiques en solutions étendues ou concentrées ne *seraient jamais contenus dans des bouteilles à vin*, mais qu'ils seraient toujours conservés dans des fioles ou flacons en verre coloré.

Ces fioles ou flacons seront toujours entourés d'une bande de papier rouge orangé, large de $0^m,01$ à $0^m,03$ selon leurs dimensions, qui sera collée sur toute leur circonférence ; ils porteront toujours aussi, en outre de l'étiquette indiquant la nature de la substance toxique et le titre de sa solution, une seconde étiquette en papier rouge orangé sur laquelle le mot : POISON sera écrit en grosses lettres.

Dans les infirmeries, les magasins et ateliers des corps de troupe, les magasins centraux, *les liquides toxiques, même en solution très étendue, ne seront jamais distribués ni conservés dans des bouteilles à vin ;* ils le seront toujours dans des fioles ou flacons en verre coloré portant les étiquettes et la bande susmentionnées.

La présente décision sera affichée en gros caractères, et en permanence, d'une manière très apparente dans toutes les infirmeries, les magasins et ateliers des corps de troupe, dans les infirmeries-hôpitaux, et, d'une manière générale, dans tous les magasins des divers services dépendant du département de la Guerre où l'on emploie des solutions toxiques, de quelque nature qu'elles soient.

XXXVIII. — PIQURE VENIMEUSE

(Scorpions, vipères, etc.)

Dans les contrées où on est exposé à rencontrer des animaux venimeux, il faut avoir soin de ne marcher qu'avec des guêtres. Pour se garantir des insectes dans les pays chauds, on doit faire usage des lotions sur le corps avec des solutions au thymol et à l'acide phénique. Pour la nuit on se sert d'une moustiquaire ou d'un morceau de mousseline pour recouvrir le visage. Dans les maisons où l'on craint les scorpions, il est prudent d'éloigner le lit des murailles et de faire reposer les quatre pieds dans un verre. De cette façon le dangereux larachnide ne pourra pas grimper jusqu'au dormeur. Dans les promenades, en chasse, en excursion, etc., il est toujours bon d'avoir sur soi un flacon d'ammoniaque pour cautériser en cas de besoin les piqûres des insectes. Après la morsure de la vipère, comme dans toutes les blessures virulentes, il faut : exercer une compression vigoureuse au-dessus de la plaie à l'aide d'un mouchoir ou d'un lien quelconque pour empêcher le sang de transporter le poison au-delà du point d'inoculation;

2° Faire saigner la plaie par une pression vigoureuse avec les doigts, par la succion quand il n'y a pas d'écorchures aux lèvres ou à la langue. Au besoin, on agrandit la plaie avec un instrument tranchant;

3° Laver à grande eau ; l'urine, au besoin, peut remplacer l'eau;

4° Cautériser la plaie avec un fer rouge (tringle de rideau). Comme on ne peut pas toujours avoir ce fer rouge sous la main, on peut, en attendant, faire une cautérisation avec un cigare allumé, une allumette ou un tison. L'acide sulfurique est aussi un bon caustique.

Les injections sous-cutanées de permanganate de potasse au 1000° autour de la piqûre sont très efficaces.

SECTION II

MALADIES DU SYSTÈME NERVEUX

XXXIX. — NÉVRITE

Les névrites aiguës et chroniques se développent quelquefois à la suite de traumatismes (coupures, entorses), des brûlures, des gelures, des phlegmons diffus. Pour les éviter, les chirurgiens feront bien de ne pas faire de pansements humides en hiver dans les salles mal chauffées, le *froid humide* étant une cause sérieuse de la névrite.

XL. — NÉVRALGIES

Éviter les courants d'air froid qui congestionnent les tuniques des nerfs. Faire usage des vêtements de flanelle.

XLI. — ZONA

Le zona est généralement la conséquence d'une névrite ou d'une névralgie. La prophylaxie du zona est donc la même que pour ces deux maladies.

XLII. — PARALYSIES PÉRIPHÉRIQUES

Ces paralysies sont souvent occasionnées par le froid et, quelquefois, par une émotion morale très vive. Éviter ces deux causes.

XLIII. — MYÉLITES. — XLIV. — ATAXIE LOCOMOTRICE

Éviter l'action du froid, les excès vénériens, le coït dans la station verticale, les fatigues corporelles exagérées.

XLV. — ATROPHIE MUSCULAIRE PROGRESSIVE

Défendre les mariages consanguins.

XLVI. — PARAPLÉGIE PAR COMPRESSION DE LA MOELLE

Aucune prophylaxie.

XLVII. — MÉNINGITE PRIMITIVE NON TUBERCULEUSE

Éviter les promenades au soleil sans coiffure. L'*insola-tion* (v. ce mot p. 292) est souvent une cause de méningite, surtout chez les enfants.

XLVIII. — CONGESTION CÉRÉBRALE. — XLIX. — HÉMORRAGIE CÉRÉBRALE ET MÉNINGE

Mêmes observations que pour la méningite primitive. Les personnes prédisposées aux congestions devront éviter la constipation, les bains trop froids ou trop chauds, les veillées prolongées et les excès alcooliques, toutes causes qui prédisposent à la congestion des vaisseaux du cerveau.

L. — RAMOLLISSEMENT CÉRÉBRAL

Éviter les excès alcooliques (V. *Alcoolisme*, p. 137), qui favorisent les altérations artérielles, dont la conséquence est souvent le ramollissement du cerveau.

LLI. — ENCÉPHALITE (abcès de l'encéphale). — LII. — TUMEURS DE L'ENCÉPHALE (autres que les tubercules et les gommes). — LIII. — HÉMIPLÉGIE DE NATURE INDÉTERMINÉE.

Aucune prophylaxie.

LIV. — TÉTANIE ET SPASMES FONCTIONNELS . — LV. — CHORÉE (danse de Saint-Guy)

Défendre l'onanisme et, surtout, ne pas faire voir une personne atteinte de chorée à quelqu'un d'impressionnable, cette maladie étant quelquefois provoquée par l'imitation.

LVI. — HYSTÉRIE (attaque de nerfs)

La privation du coït n'a pas une influence sérieuse, comme on le croit généralement dans le monde. Les parents qui ont été ou qui ont eu des hystériques dans leur famille devront bien veiller sur l'éducation de leurs filles ; les lectures romanesques, les plaisirs mondains leur seront défendus. Recommander le séjour à la campagne, l'exercice, l'hydrothérapie. Les parents ne devront pas permettre à leurs enfants de se prêter ni même d'assister aux expériences d'hypnotisme qui surexcitent le système nerveux. Cette science est beaucoup trop à la mode depuis quelques années ; c'est avec raison que le ministre de la Guerre a défendu aux médecins militaires d'hynoptiser les soldats. Dans les salons où l'on s'occupe de suggestions, on voit quelquefois sujets et spectateurs impressionnables être pris d'attaques nerveuses.

Il faut éviter la vue des crises nerveuses aux jeunes filles, la contagion par imitation étant une cause fréquente d'attaques d'hystérie. Les médecins des hôpitaux voient fréquemment dans les salles de femmes plusieurs malades avoir successivement une attaque. A cela rien d'étonnant quand on connaît l'histoire des fameux convulsionnaires de Saint-Médard et des Ursulines de Loudun.

LVII. — ÉPILEPSIE. — LVIII. — VERTIGES

Défendre l'onanisme et les excès alcooliques ; éloigner les enfants quand une personne est prise d'accès épileptiques. Les badauds, dit le Dr Galtier-Boissière, qui font cercle, leurs enfants à la main, autour d'un épileptique vrai ou simulateur ne se rendent pas compte de l'imprudence qu'ils commettent. A Rome, les comices étaient interrompus quand un assistant tombait du haut-mal.

LIX. — NOSTALGIE

Cette maladie est fréquente chez les soldats bretons. Il faudra les distraire, autant que possible, par des exercices variés. On devra donner des congés de convalescence aux hommes qui ne mangent plus et dépérissent rapidement ; quelquefois on sera même obligé de les renvoyer complètement.

LX. — PARALYSIE GÉNÉRALE

Combattre l'*alcoolisme* (V. ce mot, p. 137), qui est une des causes les plus sérieuses de cette maladie. Éviter les excès vénériens, le surmenage intellectuel et procurer des distractions aux personnes qui ont de vifs chagrins.

LXI. — ALIÉNATION MENTALE

Empêcher l'alcoolisme, les mariages consanguins, distraire les personnes plongées dans le chagrin, éviter la vue des aliénés surtout à ceux qui ont eu des antécédents névropathiques dans leur famille.

SECTION III

—

MALADIES DE L'APPAREIL RESPIRATOIRE

LXII. — ÉPISTAXIS

Recommander aux personnes qui sont sujettes aux saignements de nez abondants la médication ferrugineuse et le quinquina. Pour empêcher les épistaxis d'être abondantes, on peut conseiller la position presque horizontale combinée avec l'élévation des bras en joignant les deux mains sur la tête et l'application d'eau froide sur le visage. Ces petits moyens évitent souvent les procédés plus sérieux, tels que les lotions au perchlorure de fer, les petits tampons imbibés de solution de cocaïne au 20ᵉ et le tamponnement complet.

LXIII. — CORYZA
(Rhume de cerveau)

Matin et soir, en même temps que les soins de toilette, pratiquer l'antisepsie des fosses nasales, en faisant pénétrer par simple inspiration un peu de liquide antiseptique préparé au thymol, au sublimé, au borax ou à l'acide borique. Cette précaution si simple est une mesure d'hygiène qu'on ne saurait trop conseiller et qui sauve, non seulement du coryza, mais encore de beaucoup d'autres maladies des voies digestives et respiratoires, en détruisant les microbes qui se sont déposés avec les poussières de l'air sur la muqueuse pituitaire. (V. p. 174, *Antisepsie buccale et nasale.*)

Pour obtenir l'antisepsie nasale, nous recommandons la préparation ci-dessous, qui peut également servir pour l'antisepsie buccale :

```
Eau..................................    1 litre.
Acide borique ou borax...............   40 grammes.
        (Faire dissoudre à chaud.)
Alcool de menthe ....................   20 grammes.
```

Couper une partie de cette solution par moitié avec de l'eau bien chaude, au moment de s'en servir.

Les gens prédisposés au coryza éviteront les refroidissements et feront bien d'user des moyens hydrothérapiques pendant la belle saison. Les simples lotions froides, à l'aide du *tub* et d'une éponge, suivies de frictions *dans un endroit chaud*, habituent à supporter les intempéries d'une façon remarquable et évitent bien des maladies de refroidissement aux personnes susceptibles au froid.

Pour soulager du coryza et faire disparaître cette maladie rapidement, nous recommandons la poudre suivante :

```
Acide borique      )
Poudre d'amidon    } parties égales.
Imbibez de teinture de benjoin, faites sécher et granulez.
```

Le jus de citron aspiré par le nez de façon à le faire passer par la gorge réussit à merveille (*Onimus*).

Comme il est probable que le coryza est dû à un organisme inférieur, les échanges de mouchoirs sont à éviter.

LXIV. — OZÈNE

Il n'y a pas de moyens prophylactiques contre l'ozène, qui est généralement de nature scrofuleuse ou syphilitique.

On ne peut que recommander les toniques (sirop d'iodure de fer, quinquina), le séjour aux bains de mer et les injec- tions désinfectantes au sublimé ou au permanganate de potasse (solutions au 1000° que l'on coupe par moitié avec de l'eau chaude au moment de s'en servir).

Pour être sérieux, les lavages doivent être faits, selon la méthode de Weber, avec un laveur ou un irrigateur. Le patient est assis, la tête droite et la bouche ouverte ; un aide dirige l'injection ; le liquide entre par une narine et sort par l'autre, sans pénétrer dans la gorge, grâce au voile du palais qui se soulève et bouche les fosses nasales.

LXV. — POLYPES DES FOSSES NASALES ET NASO-PHARYNGIENS

Soigner le coryza répété, qui, souvent, est le point de départ des polypes des fosses nasales et naso-pharyngiens

LXVI. — LARYNGITES

Pour éviter les laryngites, quelle que soit leur forme (aiguë, chronique, striduleuse ou glanduleuse), veiller à *l'antisepsie buccale et nasale* (V. p. 174), soustraire le larynx au passage d'un air froid et humide, et ne pas exagérer l'exercice de la voix. Prendre garde aux refroidissements de la tête, du cou, de la poitrine et surtout des pieds. Ne pas abuser du tabac ni des boissons alcooliques.

Nous recommandons ces précautions spécialement aux personnes herpétiques, aux fumeurs, aux buveurs, aux parleurs (avocats, professeurs, prédicateurs, etc.). L'hydrothérapie est aussi une arme excellente contre les laryngites. Les artistes qui tiennent à conserver leurs cordes vocales intactes prennent des douches froides, même en hiver. (V. LXIII, *Coryza*.)

LXVII. — ŒDÈME DE LA GLOTTE

Cette maladie est toujours secondaire ; il n'y a donc pas de mesures prophylactiques spéciales.

LXVIII. — CORPS ÉTRANGERS DANS LE LARYNX

Bien recommander de ne pas faire rire les enfants quand ils mangent ou quand ils ont des objets de petite dimension dans la bouche. D'ailleurs, on ne doit pas permettre aux bébés de jouer avec des billes, des haricots, des boutons, des aiguilles, des épingles et d'autres corps qui, sans tomber dans le larynx, ce qui est exceptionnel, peuvent être avalés involontairement et causer des accidents du côté des voies digestives.

Dans les pays chauds, il faut avoir bien soin de filtrer l'eau avant de la boire, afin de ne pas s'exposer à avaler des petites sangsues qui peuvent aller se fixer dans le larynx et causer de graves accidents. [1]

LXIX. — GOITRE

Ne pas habiter les contrées froides et humides, comme les vallées des Alpes, le bas Valais, etc., où l'on rencontre beaucoup de goitreux. Si l'on est obligé d'habiter ces pays où le goitre est endémique, il faut mêler à l'eau d'alimentation quelques gouttes de teinture d'iode. L'absence de

---

[1] On réussit souvent à détacher les sangsues du larynx par des pulvérisations phéniquées (Berthoud).

cette substance dans l'eau est une des causes du goitre. Ce moyen doit être employé surtout quand le goitre prend un caractère épidémique. Il sera bon encore de faire usage des eaux minérales. Les efforts exagérés qui congestionnent le cou devront être évités.

Quand une sérieuse épidémie de goitre éclate dans une caserne, il ne faut pas hésiter à faire partir les troupes. Coindet raconte l'histoire d'un régiment qui fut presque en entier atteint de goitre peu de temps après son arrivée à Genève. Les hommes buvaient de l'eau de la même pompe ; des ordres furent donnés pour changer d'habitation et de boisson, et le goitre cessa.

LXX. — BRONCHITE
(Rhume, bronchite chronique)

Éviter les refroidissements, surtout lorsqu'on est en sueur. Bien se couvrir lorsqu'on sort d'un endroit chaud, comme d'un théâtre, d'une soirée, d'un bal, etc. Au moindre rhume, garder la chambre maintenue à une bonne température, afin de respirer de l'air chaud qui vaut mieux que toutes les potions. En prenant ces précautions, on évitera les bronchites chroniques, qui souvent sont la suite d'une bronchite aiguë négligée, surtout chez les vieillards qui sont prédisposés aux imflammations des bronches.

Dans l'armée (c'est une remarque qu'ont pu faire tous les médecins militaires), beaucoup de jeunes soldats s'enrhument parce qu'ils se couvrent d'une façon exagérée, quelle que soit la température. Ils contractent ainsi des refroidissements au moment du repos, lorsque le corps est en moiteur. Ces hommes se présentent à la visite atteints de bronchite compliquée, d'embarras gastrique, affection qu'ils désignent vulgairement sous le nom de *sueur rentrée* ou d'*un chaud refroidi*. M. le médecin principal de 1ʳᵉ classe Deboussaux, directeur du Service de Santé du IXᵉ corps d'armée, a adressé à ce sujet, au mois de novembre 1891, une note circulaire que nous croyons bon de reproduire ici :

NOTE SUR L'USAGE ABUSIF DES GILETS DE TRICOT PARMI LES JEUNES SOLDATS

« Il résulte d'un certain nombre de faits consignés dans les rapports adressés par les médecins des corps de troupe, à la suite des périodes d'instruction accomplies par les réservistes et territoriaux, que le développement de beaucoup d'affections des voies respiratoires chez ces hommes, peut être rattaché à des précautions hygiéniques mal appliquées par les populations qui fournissent les contingents du IXᵉ corps d'armée.

La plupart des recrues et, l'on peut dire, la généralité des réservistes et des territoriaux arrivent dans nos régiments portant à la fois des gilets de flanelle et des tricots de laine, quelquefois même au nombre de deux superposés. Ces effets, ils ne les quittent jamais, ni jour ni nuit, ils les portent sous la capote, comme sous la veste, et, quelle que soit la température, ils les gardent pendant tous les exercices auxquels ils sont astreints. Aussi ces hommes rentrent-ils, le plus souvent, dans les quartiers, trempés de sueur.

Ne possédant plus d'effets de rechange ou de supplément, ils séjournent alors dans les chambres, sans moyen de se défendre contre le refroidissement qui les gagne peu à peu, grelottent, frissonnent et enfin, incapables de réagir contre les causes morbides, de s'opposer à l'envahissement des germes de maladies, ils prennent des coryzas, des angines, des bronchites, des pneumonies, etc.

L'explication de ces faits, qui sont d'ailleurs d'observation vulgaire, peut être donnée en quelques mots et assez simplement pour être comprise.

Par suite de la surcharge d'effets de laine, la peau de toutes les régions du corps ainsi couvertes à l'excès (poitrine, dos, reins, abdomen, bras) reste à peu près constamment dans un état de moiteur tiède, passant à la transpiration, lorsque l'homme est appelé à exécuter une marche aux allures soutenues, des mouvements d'assouplissements, des exercices de gymnastique, etc... — Dans ces conditions de sudation perpétuelle, l'épiderme se ramollit, le derme se relâche par la perte de la tonicité du ressort, si l'on veut, de ses fibres musculaires, de ses vaisseaux sanguins, de ses extrémités nerveuses ; la peau devient molle, flasque et comme avachie, de même qu'à la sortie d'un bain chaud ; elle ne répond plus aux attaques du froid par sa réaction normale qui est de provoquer le développement du calorique interne ; le réchauffement naturel ne se produit plus, et l'homme reste à la merci de toutes les affections signalées plus haut.

Ce n'est pas en se couvrant de flanelle et de laine que des hommes, obligés de passer la plus grande partie de leurs journées dehors, peuvent arriver à se défendre contre le refroidissement et les maladies qu'entraîne celui-ci ; c'est, au contraire, par l'endurcissement de la peau, par l'accoutumance aux intempéries, par l'exercice bien compris, par l'entraînement sagement pratiqué que des hommes jeunes, robustes, bien portants, comme le sont nos soldats, pourront lutter efficacement contre le froid ; ce n'est qu'au repos à la rentrée à la chambre, qu'il convient d'utiliser ces lourds tricots que, par un usage abusif, nos recrues traînent en pure perte et au grand dommage de leur vigueur et de leur santé. »

LXX bis. — COQUELUCHE

L'agent de contagion de cette maladie se trouve dans les matières rejetées par la toux et les vomissements. Il sévit de préférence sur les enfants.

Il faut isoler les petits malades des autres enfants, jusqu'à disparition complète du rhume. On ne doit autoriser la rentrée dans les classes que vingt-un jours après la disparition complète des quintes caractéristiques (Dr OLLIVIER). Autant que possible, les produits d'expectoration seront reçus dans des récipients renfermant de l'eau phéniquée au 50°. Les tapis, les vêtements, les linges et tous les tissus qui ont été souillés par la salive des personnes atteintes de coqueluche devront être désinfectés par l'eau bouillante ou mieux par la vapeur sous pression à l'aide de l'étuve de Genest et Herscher. (V. p. 6.)

Le Comité consultatif d'Hygiène de France a adopté les instructions suivantes :

I. — ISOLEMENT DU MALADE. — Le malade atteint de coqueluche doit être isolé.

Il est surtout nécessaire d'éloigner les enfants qui n'ont pas encore eu cette maladie.

La durée de l'isolement du malade atteint de la coqueluche sera subordonnée à celle de la maladie elle-même, et, quelle qu'ait été cette durée, l'isolement devra être maintenu quinze jours après la cessation des quintes caractéristiques. Aussi, avant de faire rentrer à l'école les enfants qui ont eu la coqueluche, il faudra laisser s'écouler un intervalle de quinze jours.

Il sera également nécessaire de faire prendre auparavant un bain savonneux, ce qui ne peut avoir lieu que lorsque le catarrhe bronchite a tout à fait disparu.

Les personnes appelées à donner des soins aux malades doivent être prises parmi celles qui ont déjà eu la coqueluche.

II. — CHAMBRE DU MALADE. — III. — DÉSINFECTION. — IV. — HYGIÈNE PRIVÉE. — Mêmes précautions que pour les fièvres éruptives et la fièvre typhoïde (p. 37).

Les chambres des malades seront désinfectées par la vapeur de soufre.

Dans les familles, où il y a presque toujours, malgré toutes les précautions, communication entre frères et sœurs, les parents devront veiller à l'antisepsie buccale et nasale de leurs enfants.

Il est très probable, en effet, que l'agent infectieux de la coqueluche s'introduit d'abord par la muqueuse de la bouche et du nez. Dans un milieu où l'on redoute la coqueluche, les fosses nasales et la bouche des enfants devront être nettoyées à l'aide de solutions antiseptiques chaudes. Nous recommandons tout spécialement l'eau boratée (40 grammes de borax pour 1 litre d'eau) qu'on emploie en la coupant par moitié avec de l'eau chaude au moment de s'en servir. .

LXXI. — CONGESTION, ŒDÈME PULMONAIRE

Il n'y a pas de prophylaxie proprement dite contre ces affections qui, le plus souvent, ne sont qu'une complication de la grippe, de l'albuminurie ou des maladies de cœur. Aux personnes affaiblies par ces dernières maladies, on recommandera les mêmes précautions que pour la bronchite (LXX).

LXXII. — APOPLEXIE PULMONAIRE, HÉMOPTYSIE NON TUBERCULEUSE

Cette affection étant presque toujours symptomatique d'une lésion cardiaque, nous renvoyons le lecteur à la section IV (p. 169), qui traite des maladies de l'appareil circulatoire.

LXXIII. — EMPHYSÈME PULMONAIRE

Les personnes qui s'essoufflent facilement, ce qui prouve

que la résistance de leur tissu pulmonaire est insuffisante, devront éviter les efforts violents et répétés.

LXXIV. — ASTHME

Il n'y a pas de prophylaxie contre l'asthme proprement dit, qui est une névrose du nerf pneumogastrique.

Mais il faut, cependant, recommander aux asthmatiques d'éviter les endroits où règnent des odeurs fortes, les poussières ou les gaz irritants. L'ipéca, la poussière des foins provoquent souvent une crise d'asthme.

LXXV. — BRONCHO-PNEUMONIE, BRONCHITE CAPILLAIRE, CATARRHE SUFFOCANT. — LXXVI. — PNEUMONIE. — LXXVII. — PLEURÉSIE SÈCHE. — LXXVIII. — PLEURÉSIES DIVERSES.

Mêmes précautions que pour la bronchite (p. 157). Insister surtout sur l'antisepsie buccale (p. 174).

La pneumonie et souvent la pleurésie sont dues à des microbes (pneumocoques et streptocoques) qui, à l'état normal, existent dans la bouche et l'arrière-bouche et deviennent pathogènes, quand ils envahissent les poumons dans certaines conditions favorables à leur développement.

« Il est donc rationnel de se laver la bouche avec des antiseptiques forts comme mesure préventive. » (CORNIL.) M. Laveran a remarqué que, dans les salles des hôpitaux, les pleurésies purulentes à streptocoques coïncidaient souvent avec la présence de malades atteints d'érysipèle venus du dehors ou de malades suppurant abondamment. Il y a donc lieu de penser qu'il y a un rapport de cause à effet entre ces érysipèles ou ces suppurations et le passage des pleurésies à la purulence. On devra donc, dit le savant professeur du Val-de-Grâce, « éloigner du pleurétique les malades qui suppurent ou qui sont atteints d'érysipèle et faire en sorte qu'il respire un air aussi pur que possible ».

LXXIX. — ASPHYXIE PAR LES GAZ TOXIQUES

L'asphyxie la plus fréquente est celle qui est produite par les gaz du charbon : acide carbonique et oxyde de carbone. Des accidents d'asphyxie ont souvent été occasionnés par des poêles à combustion lente, parce que le tirage des cheminées est insuffisant.

Quand on se sert de ces poêles, il faut amorcer la cheminée en y brûlant un fagot.

On a vu des personnes s'asphyxier en tournant la clef des tuyaux de poêle pour conserver la chaleur. Pour éviter de pareils accidents, il faut que les clefs du poêle soient construites de telle façon qu'elles ne puissent pas empêcher complètement l'échappement des gaz.

Les tuyaux de poêle percés ou mal joints sont quelquefois une cause d'asphyxie. Nous avons vu un accident de ce genre dans une baraque du camp du Ruchard. Un adjudant et sa femme sont morts asphyxiés au milieu de la nuit, pour s'être endormis à côté d'un poêle dont le tuyau était percé à la partie supérieure.

Dès qu'on est appelé à secourir un asphyxié, quelle que soit la cause de l'asphyxie (submersion, strangulation, pendaison, gaz toxiques), il faut immédiatement le porter au grand air et pratiquer la respiration artificielle, pendant qu'une autre personne exerce sur tout le corps de vigoureuses frictions.

Il est très important de bien savoir faire la respiration

artificielle. Bien des asphyxiés succombent, alors qu'ils pourraient encore être rappelés à la vie, si les personnes qui se trouvent à proximité savaient les faire bénéficier de suite de ce moyen de secours qui constitue la ressource la plus utile et la plus urgente. Voici comment se pratique la respiration artificielle :

« L'opérateur se place à la tête de l'asphyxié, sa face tournée du côté des pieds de l'asphyxié, il saisit les bras du patient à la hauteur des coudes, les avant-bras du malade étant reployés sur les bras, les appuie assez fortement sur les parois de la poitrine du malade, les écarte ensuite et les porte rapidement au-dessus de la tête de l'asphyxié, en décrivant un arc de cercle, puis les ramène à leur position première en pressant encore sur les côtés de la poitrine. Cette manœuvre est répétée environ quinze fois par minute jusqu'à ce qu'on aperçoive un effort pour respirer fait par l'asphyxié.

Il convient, de temps en temps, d'imprimer à la poitrine des secousses brusques avec les mains largement étendues sur les côtés [1]. »

L'insufflation de bouche à bouche n'est pas un procédé de respiration artificielle à recommander.

Le nouveau procédé conseillé par M. Laborde, qui consiste à prendre la langue avec une pince et à la tirer fréquemment hors de la bouche, a donné d'excellents résultats. La traction de la langue exerce une puissante action sur le réflexe respiratoire. Cette traction peut être réalisée d'une façon rythmique correspondant au rythme de la fonction qu'il s'agit de rétablir.

[1] Viry, *Manuel d'hygiène militaire*, p. 279.

SECTION IV

—

MALADIES DES APPAREILS CIRCULATOIRE ET LYMPHATIQUE

LXXX. — PALPITATIONS

Les palpitations accompagnent la plupart des maladies organiques du cœur ; mais souvent aussi elles surviennent en dehors de toute lésion organique, sous l'influence de l'anémie ou d'un trouble du système nerveux. On doit recommander aux personnes atteintes de palpitations nerveuses de s'abstenir des grandes fatigues, d'éviter les excès vénériens, les abus du tabac, du café, des liqueurs fortes. Si les palpitations sont dues à l'anémie, il faut prescrire un régime tonique. (V. *Anémie*, p. 136.)

LXXXI. — HYPERTROPHIE DU CŒUR

Éviter les veillées, les fatigues, les émotions, les liqueurs excitantes.

Dans l'armée, le surmenage est souvent une cause d'hypertrophie du cœur. Quand le cœur est forcé, le muscle cardiaque s'épaissit et les orifices se rétrécissent. Aussi, pour les marches et les manœuvres, il faut appliquer le principe de l'entraînement progressif. Il est nécessaire, dans les exercices pénibles et de longue durée, de consacrer la première demi-heure à l'entraînement immédiat. « Ce n'est pas en sortant du repos de la nuit, dit M. le médecin-major de 1ʳᵉ classe Coustan, qu'il faut prendre, de prime abord, l'allure que l'on conservera pendant toute la marche ; les muscles du corps, comme les facultés de l'esprit, demandent à être réveillés ; le muscle, au repos, est flasque, mou ; la première contraction est pénible, lente, incomplète. Ce n'est qu'au bout de plusieurs contractions successives qu'il acquiert la dureté et l'élasticité qui en font le plus puissant agent de la locomotion ; ce n'est qu'après plusieurs contractions que cet organe endormi se réveille et rentre dans l'action générale du corps. C'est pour cette raison qu'il est recommandé dans la cavalerie de ne jamais faire trotter les chevaux au sortir de l'écurie. Douze heures de marche sont un maximum qu'il ne faut pas chercher à atteindre tous les jours et que, par conséquent, il ne faut pas demander à une troupe, sous peine de dépasser les limites raisonnables [1]. » C'est, en effet, pendant ou après les étapes qui dépassent cette période d'heures, soit aux grandes manœuvres, soit en campagne, que l'on voit survenir des accidents de surmènement cardiaque.

LXXXII. — DILATATION DU CŒUR, DÉGÉNÉRESCENCE GRAISSEUSE, MYOCARDITE

Mêmes observations que pour les palpitations et l'hypertrophie du cœur.

[1] V. *Archives de médecine et de pharmacie militaires*, mai 1887.

LXXXIII et LXXXIV. — ENDOCARDITE, LÉSIONS VALVULAIRES, PÉRICARDITE

Mener une vie sobre et régulière; éviter les excès de tous genres, les émotions et les fatigues musculaires.

L'endocardite et la péricardite compliquant très souvent le rhumatisme articulaire, les personnes rhumatisantes devront prendre des précautions contre le froid. (V. *Rhumatisme*, p. 134.)

LXXXV. — GOITRE EXOPHTALMIQUE

Mêmes précautions que pour les affections valvulaires.

LXXXVI. — ANGINE DE POITRINE

Les personnes sujettes aux attaques d'angine de poitrine doivent éviter les émotions et s'interdire de fumer d'une façon absolue.

LXXXVII. — SYNCOPE
(Lipothymie, défaillance)

Quand on se trouve auprès d'une personne qui pâlit, perd connaissance et tombe, il ne faut pas, comme le font le plus souvent les gens du monde, se hâter de la relever. Si le visage du malade est pâle, il faut, au contraire, le laisser dans la position horizontale et élever les pieds de façon à ramener le sang vers la tête, puisque la syncope est produite par le manque de sang au cerveau. Tout en laissant le malade couché, il faut lui faire respirer du vinaigre ou de l'éther, lui projeter quelques gouttes d'eau fraîche sur la face et lui frapper dans les mains. Quand une personne tombe avec une mine rouge, c'est qu'elle est atteinte de congestion et non de syncope. Dans ce cas, il faut, au contraire, relever la tête. (V. *Congestion*, p. 154.)

On observe quelquefois des syncopes convulsives par imitation ou épidémiques dans les pensionnats de jeunes filles. L'attaque de l'une d'elles entraîne celle de plusieurs de ses compagnes. Cette affection disparaît lorsque les enfants rentrent chez leurs parents ; mais avec les réapparitions des attaques de temps en temps pendant une ou plusieurs semaines. Dans ce cas, on isole les jeunes filles qui se trouvent mal le plus souvent et on leur administre un remède insignifiant en les persuadant qu'il est d'une efficacité certaine (Bouchut). Ce procédé réussit à merveille.

LXXXVIII. — ARTÉRITE ET GANGRÈNE SÉNILE

Ces affections se rencontrent chez les vieillards atteints de diathèse goutteuse ou rhumatismale ; aussi nous renvoyons le lecteur aux n°s XXIV et XXV. (V. *Rhumatisme, Goutte*, p. 134.)

LXXXIX. — ANÉVRYSMES

Recommander aux gens menacés d'anévrysmes d'éviter les efforts de toute nature et de mener une vie sobre et régulière.

XC. — VARICES ET ULCÈRES VARIQUEUX

Les personnes qui ont les veines volumineuses et qui, par hérédité, se trouvent prédisposées aux varices devront éviter la station verticale prolongée et ne pas porter de jarretières circulaires. Ces dernières peuvent être remplacées par des cordons qui s'attachent au bas du corset.

Pour éviter les ulcères variqueux, il faut absolument faciliter la circulation du sang veineux en exerçant une compression sur le membre inférieur à l'aide d'une bande de flanelle ou mieux d'un bas lacé en fort coutil ou en peau de chien.

XCI. — PHLÉBITE, THROMBOSE

La phlébite et la thrombose (caillot sanguin qui obstrue les veines) se produisent quelquefois à la suite de la saignée pratiquée avec une lancette mal nettoyée. Aussi, avant de saigner, le médecin doit toujours rendre sa lancette aseptique, soit en la trempant dans l'eau bouillante, soit en la passant dans la flamme d'une lampe à esprit-de-vin.

XCII. — LYMPHANGITE. — XCIII. — ADÉNITE NON SPÉCIFIQUE

La lymphangite est le plus souvent une affection secondaire. On la voit compliquer les plaies mal pansées, les piqûres et les coupures faites avec des instruments malpropres. Aussi la meilleure façon d'éviter la lymphangite est-elle de se conformer aux règles de l'*Antisepsie*. (V. ce mot, p. 268 et 288.)

SECTION V

—

MALADIES DE L'APPAREIL DIGESTIF

IMPORTANCE DE L'ANTISEPSIE BUCCALE ET NASALE

Avant d'étudier la prophylaxie de chaque maladie de l'appareil digestif, nous croyons utile d'attirer l'attention sur la nécessité de l'antisepsie des cavités nasales et buccales, car tout ce que nous allons dire à ce sujet s'applique à l'hygiène préventive des maladies des voies digestives et respiratoires. Les poussières de l'air chargées des microbes vont se déposer sur la muqueuse des fosses nasales et de la cavité buccale et pharyngienne, où ils se multiplient comme dans une serre chaude. Parmi ces microbes, quelques-uns sont dangereux, comme les bacilles de la tuberculose ou de la diphtérie; les autres, de beaucoup plus nombreux, sont inoffensifs en temps habituel, mais ils n'attendent qu'une influence favorable, celle du refroidissement, par exemple, pour devenir pathogènes. Ainsi, à l'état normal, on trouve dans les cavités nasales et dans la salive des pneumocoques, des staphylocoques, des streptocoques qui, dans certaines conditions, peuvent non seulement causer des maladies buccales (stomatites, carie dentaire, angines), mais encore envahir la muqueuse des voies auditives, digestives, respiratoires, et occasionner des pharyngites, des bronchites, des pneumonies, des pleurésies, des diarrhées (diarrhées vertes des enfants), des hépatites et même des foyers de suppuration.

N'est-ce pas dire que l'antisepsie buccale et nasale est une mesure d'hygiène de la plus haute importance, non pas seulement pour tous les malades, mais aussi pour toutes les personnes soucieuses de conserver leur santé ?

Pour obtenir l'antisepsie buccale et nasale à titre de traitement préventif, nous recommandons les lotions des cavités nasales et buccales matin et soir avec les solutions suivantes :

SOLUTION N° 1

Eau..	1 litre.
Acide borique ou borax...................	30 grammes.
Essence de menthe.......................	3 —
Essence de citron........................	3 —

SOLUTION N° 2

Acide phénique..........................	10 grammes.
Eau aromatique de citron...............	1000 —

(F. H. M.)

On peut employer ces solutions en les coupant par moitié avec de l'eau bien chaude, au moment de s'en servir. Quoique moins concentrée, leur action microbicide sera encore plus puissante, parce que nous avons vu que la chaleur augmentait considérablement la puissance antiseptique des liquides.

En temps d'épidémies dangereuses ou pour les malades atteints d'angines ou de fièvres diverses, on rendra les solutions n° 1 et n° 2 beaucoup plus efficaces en remplaçant 100 grammes d'eau par 100 grammes de liqueur de Van Swieten.

On nettoie la bouche et les fosses nasales des enfants en les frottant à l'aide de pinceaux et de petites éponges imbibées des mêmes solutions.

Pour se nettoyer la bouche en temps habituel, il suffit, au moment où l'on procède aux soins quotidiens de sa toilette, de se brosser les dents et de se gargariser avec les solutions antiseptiques que nous avons indiquées. On fait pénétrer les mêmes liquides dans les cavités nasales par simple inspiration.

Quand on redoute une maladie grave, la diphtérie par exemple, ces simples lotions ne sont pas suffisantes, de grandes irrigations antiseptiques sont nécessaires. On se sert alors d'un irrigateur ou d'un laveur à siphon non seulement pour la bouche et l'arrière-gorge, mais aussi pour les fosses nasales selon la méthode de Weber. Le patient est assis sur une chaise, la tête droite et la bouche ouverte, de façon à pouvoir respirer librement pendant l'irrigation nasale. Une cuvette est placée sous le menton pour recevoir les liquides. L'extrémité de la canule est introduite dans un des orifices du nez et le liquide injecté entre par une narine et ressort par l'autre en balayant la partie supérieure du voile du palais qui se relève par action réflexe et empêche la solution de tomber dans la gorge.

Le modèle de laveur adopté aujourd'hui dans les hôpitaux est très commode et très pratique pour ce genre d'irrigations. Il suffit d'ouvrir le robinet et d'élever le récipient, et le liquide s'écoule avec une pression proportionnelle à la hauteur à laquelle se trouve l'instrument.

XCIV. — AFFECTIONS DES DENTS ET COMPLICATIONS

Pour éviter la carie des dents et ses complications, il est indispensable de se lotionner une ou deux fois par jour la bouche, principale porte d'entrée des agents morbides, avec les liquides antiseptiques dont nous venons de parler à propos de l'antisepsie buccale. L'hygiéniste ne peut qu'approuver l'usage du rince-bouche après les repas, afin d'éviter de laisser en contact avec les dents des particules alimentaires qui, sous l'action de la salive, subissent une fermentation acide ou putride. Cette raison, dit M. le Professeur Arnould (*Nouveaux éléments d'hygiène*), rend la toilette du soir plus urgente pour les dents que celle du matin. Les frictions, à l'aide d'une brosse à dents imbibée d'un liquide alcoolique et antiseptique, sont très utiles. Pour blanchir les dents il faut se servir d'une poudre à base d'iris, de charbon ou de quinquina. L'acidité de la bouche étant une des causes principales de la carie dentaire, il faut bien se garder d'employer des dentifrices pulvérulents ou des liquides de nature acide. Les solutions que nous avons indiquées au sujet de l'antisepsie buccale mélangées avec un peu de liqueur de Van Swieten sont excellentes comme dentifrices. Il résulte des expériences de M. Muller, en 1885, sur les microbes de la carie dentaire qu'une solution de sublimé constitue la meilleure eau dentifrice.

Nous croyons cependant devoir recommander les formules suivantes :

EAU DENTIFRICE

N° 1. Eau.. 450 grammes.
     Borax.. 20   —
     Sirop de tolu.................................. 0, 60 centigr.
     Fuchsine cristallisée........................ 0, 05   —
(VIGIER.)

N° 2. Teinture de vanille............................ 15 grammes.
     Teinture de pyrèthre.......................... 15   —
     Alcoolat de romarin........................... 30   —
     Alcoolat de rose.............................. 10   —
     Teinture de vanille........................... Q. S.
(Dr A. COMBE.)

POUDRE DENTIFRICE

Carbonate de manganèse..................	60 grammes.
Craie......................................	30 —
Pierre ponce...............................	5 —
Essence de menthe.......................	XX gouttes.
Carmin...................................	Q. S.
	(ANDRIEU.)

Dans l'armée, les officiers et les sous-officiers doivent veiller à ce que les hommes se nettoient la bouche avec la brosse à dents qui est devenue réglementaire.

Les dents sont indispensables à une bonne digestion, il faut donc assurer leur conservation par les soins que nous venons de conseiller. On ne doit pas attendre qu'une dent soit douloureuse pour aller trouver le dentiste. Toute dent qui commence à être cariée doit être soignée et obturée, sinon elle gâtera ses voisines.

XCV. — STOMATITES SIMPLES (inflammations diverses de la bouche)

Ces maladies proviennent souvent du mauvais état des dents. En outre de l'antisepsie buccale et des soins dont nous avons parlé pour les affections des dents (V. p. 176, nº XCIV), les personnes sujettes aux inflammations de la bouche ne doivent pas manger de mets trop épicés, mais faire usage d'aliments rafraîchissants : citron, salade, cresson, etc. Quelques pastilles de chlorate de potasse font disparaître rapidement la stomatite simple.

Le MUGUET (*stomatite crémeuse*) se développe chez les enfants dont la salive est acide ; pour le guérir il suffit de badigeonner la bouche avec un collutoire composé de miel et de borax à parties égales.

L'allaitement artificiel est fréquemment une cause de muguet; aussi les biberons devront être nettoyés souvent et d'une façon irréprochable.

Aux grandes personnes qui ont aussi quelquefois le muguet dans le cours d'une maladie grave, il faut recommander les lotions de la bouche avec des solutions de bicarbonate de soude.

XCVI. — STOMATITE ULCÉRO-MEMBRANEUSE

Cette affection se rencontre dans les casernes, dans les lycées, les hospices d'orphelins, dans les pensions et, généralement, chez les personnes qui vivent entassées dans les lieux bas, humides ou qui sont renfermées dans les espaces étroits. Quand on voit apparaître cette maladie, il faut recommander la vie au grand air, l'usage des végétaux frais dans l'alimentation et ordonner une boisson dans laquelle on mettra 5 grammes de chlorate de potasse par litre. Ce sel réussit d'une façon merveilleuse. La stomatite ulcéro-membraneuse étant contagieuse et épidémique, toutes les personnes qui vivent dans le milieu où règne cette affection devront, avant d'être atteintes, faire usage du chlorate de potasse et se rincer la bouche avec des solutions antiseptiques. (V. *Antisepsie buccale*, p. 174.)

XCVII. — GLOSSITE

Mêmes recommandations que pour la stomatite simple. (V. n° XCV.)

XCVIII. — PAROTIDITES (autres que les oreillons)

Les parotidites sont rarement spontanées. On ne les observe guère que dans le cours des fièvres graves : fièvres éruptives, fièvre typhoïde, etc.

Il n'y a donc pas de prophylaxie proprement dite contre ce genre d'affection.

XCIX. — GRENOUILLETTE

Cette affection survient sans causes connues.

C et CI. — AMYGDALITE
(Angine tonsillaire, angine aiguë, simple ou phlegmoneuse, angine chronique, angine granuleuse)

Éviter les causes d'irritation (tabac, alcool, etc.) et observer l'antisepsie buccale. Chez les enfants, les amygdales trop volumineuses apportent des troubles dans la nutrition et nuisent au développement des poumons par la gêne de la respiration et de la déglutition ; il faut les faire couper ou mieux les atrophier par des attouchements au galvano-cautère ou au thermo-cautère. L'hydrothérapie doit être recommandée aux personnes prédisposées aux angines. (V. *Coryza*, n° LXIII, et n° LXVI, *Laryngites*.)

L'usage des pastilles au chlorate de potasse est très utile aux chanteurs, aux avocats, aux prédicateurs, aux officiers qui ont à commander, à toutes les personnes, en un mot, qui, par leur profession, sont appelées à se fatiguer la gorge et la voix.

Quand une angine aiguë commence à se déclarer, on

réussit bien souvent à la faire avorter en badigeonnant l'arrière-gorge avec de la teinture d'iode pure et en prenant ensuite des gargarismes antiseptiques. Les pulvérisations chaudes avec la solution de borax et de liqueur de Van Swieten mélangées (V. *Antisepsie buccale*, p. 174) sont merveilleuses contre les angines chroniques granuleuses.

CII. — CORPS ÉTRANGERS DE L'ŒSOPHAGE

Dans les grands établissements (casernes, collèges, etc.) des éclats d'os se trouvent quelquefois mélangés aux aliments que l'on prépare en grande quantité à la fois et sont entraînés *dans les voies digestives* au moment de la déglutition. On doit donc recommander aux cuisiniers de passer le bouillon avant de le distribuer.

Il ne faut pas laisser les enfants porter à leur bouche, comme ils sont toujours enclins à le faire, des objets susceptibles d'être avalés, tels que billes, haricots, aiguilles, épingles, etc. (V. n° LXVIII, p. 160.)

CIII. — RÉTRÉCISSEMENT DE L'ŒSOPHAGE

Il n'y a rien à faire contre le rétrécissement de nature cancéreuse ; mais cette affection est quelquefois occasionnée par des brûlures provenant de l'ingestion de liquides caustiques, tels que les acides sulfurique, azotique, le bleu en liqueur ou sulfate d'indigo.

Toutes les bouteilles et les flacons qui renferment ces liquides doivent être enfermés dans une armoire fermant à clef et porter une étiquette sur laquelle le mot : POISON est écrit en gros caractères.

On ne doit jamais laisser traîner de poisons qui peuvent être absorbés par des enfants et même par des grandes personnes d'un esprit étourdi. (V. p. 146.)

CIV, CV, CVI, CVII, CVIII, CIX. — DYSPEPSIE, GASTRALGIE, DILATION DE L'ESTOMAC, GASTRITE, ULCÈRE ROND DE L'ESTOMAC, HÉMATEMÈSE, INDIGESTION, EMBARRAS GASTRIQUE SANS FIÈVRE.

Éviter les écarts de régime, l'habitude des repas trop copieux et, surtout, l'abus des boissons alcooliques et du tabac. Les grands buveurs et les grands fumeurs sont presque tous dyspeptiques.

C'est principalement à jeun que l'alcool est nuisible, parce qu'il vient directement cautériser la muqueuse des voies digestives, tandis que, si l'estomac contient des aliments, ces derniers jouent le rôle d'éponge et les liquides ne sont absorbés que petit à petit. Aussi mieux vaudrait prendre deux bouteilles de vin blanc à son déjeuner qu'un seul verre dans la matinée.

La funeste habitude qu'ont beaucoup d'ouvriers de boire le matin pour *tuer le ver* engendre rapidement la pituite des buveurs, le tremblement des membres, l'insomnie et toutes les conséquences de l'alcoolisme. (V. ce mot, p. 137.) L'usage des liqueurs dites apéritives (vermouth, absinthe, bitter, etc.) est aussi des plus nuisibles pour l'estomac ; le plus souvent elles coupent l'appétit, au lieu d'en donner, comme leur nom semble l'indiquer. Ceux qui ont des loisirs feront bien, s'ils veulent toujours faire bonne figure à table, remplacer l'heure de l'absinthe par un petit tour hygiénique. Dans tous les cas, manger avant de boire est un précepte qu'on ne doit jamais oublier.

Chez les enfants, la dyspepsie provient, le plus souvent, de ce qu'ils mangent trop. Pendant les six ou huit premiers mois l'enfant ne doit prendre que du lait. Que les jeunes mères s'abstiennent de donner à leurs bébés de l'eau panée, de l'eau d'orge, de la farine lactée et autres préparations similaires notées à la quatrième page des journaux, qui, au lieu de fortifier et de rafraîchir les enfants, comme le disent les commères, ne font que débiliter et causer des gastrites ou des entérites.

Le petit verre de fine champagne ou de chartreuse ne doit être pris que par hasard après un repas copieux. Il ne faut pas, autant que possible, se mettre au travail immédiatement après les repas. Un peu de promenade facilite la digestion. « On digère avec ses jambes autant qu'avec son estomac, » a dit très judicieusement Bouchardat. Les personnes prédisposées aux affections de l'estomac (chlorotiques et anémiques) se trouveront très bien de l'exercice, de la gymnastique. L'hydrothérapie, surtout suivie de frictions et de massage, fait merveille. Un demi-verre d'eau de Vichy, mélangé avec un verre de lait, pris tous les matins à jeun pendant trois ou quatre semaines consécutives, remet bien souvent en état des estomacs délabrés. Un peu de bicarbonate de soude pris dans un demi-verre d'eau au commencement du repas réussit aussi très bien dans la dyspepsie.

L'usage d'une infusion de thé chaude comme boisson pendant les repas, ainsi que le font les Chinois, conviendrait mieux que le vin à bien des personnes d'un estomac délicat.

Comme préparation antigastralgique nous croyons devoir recommander la préparation suivante:

Bicarbonate de soude	0 ᵍ,40
Magnésie décarbonatée	0 15
Bromure de sodium	0 20
Poudre de canelle	0 10
Sous-carbonate de fer	0 85

Pour un paquet. — Dose : un ou deux paquets avant chaque repas, dans un quart de verre d'eau.

Enfin, nous conseillons de ne pas abuser des médicaments, ce que font trop souvent les malheureux dyspeptiques qui ont l'air d'ignorer qu'un peu d'hygiène, un régime sobre, une vie réglée et un léger exercice valent mieux que beaucoup de drogues.

CX. — CONSTIPATION

Cette affection dépend souvent d'une paresse de l'intestin. Il faut, en général, ne pas s'habituer aux purgatifs énergiques qui excitent momentanément la sécrétion des intestins pour la diminuer et la tarir ensuite (LITTRÉ).

Les lavements tièdes, émollients ou laxatifs, ont le grand inconvénient d'amollir les tuniques de l'intestin et d'amener leur atonie. Les gens ordinairement constipés doivent prendre l'habitude de se présenter chaque jour à la garderobe à la même heure pour régler les fonctions du gros intestin. Si ce moyen ne suffit pas, il faut recommander les *lavements d'eau froide*, qui réveillent la sensibilité et la contractilité des intestins. Il faut autant que possible ne pas avoir recours aux laxatifs; mais, si on ne peut pas s'en passer, nous conseillons de préférence la rhubarbe, le séné (thé laxatif), les pilules de podophylle, l'eau d'Hunyadi-Janos.

Il ne faut pas négliger de soigner la constipation habituelle. Les gens de cabinet y sont très sujets.

« La plupart de nos maux viennent d'avoir le cul sur selle. » (Mme DE SÉVIGNÉ.)

La constipation opiniâtre constitue un état pathologique qui fait justement le désespoir d'un grand nombre de personnes. Elle peut amener de l'obstruction intestinale et des troubles du rectum, de l'utérus et du cerveau, en congestionnant ces organes par la gêne qu'apporte à la circulation la compression exercée sur les vaisseaux du bassin par les matières fécales durcies. « Il en résulte, dit Gustave Le Bon, une série d'accidents : hémorroïdes, catarrhes utérins, bourdonnements, maux de tête, irritabilité nerveuse excessive, etc., qui empoisonnent la vie du malade. Voltaire, en faisant dire à l'anatomiste Sidrac que la chaise percée a une influence considérable sur les actions humaines, émet, sous une forme paradoxale, une vérité profonde. Sans affirmer avec lui que les gens constipés sont souvent de grands scélérats, et que Cromwell, quand il fit condamner son souverain, Henri III, quand il fit assassiner le duc de Guise, Charles IX, quand il ordonna la Saint-Barthélemy, n'étaient pas allés depuis fort longtemps à la garde-robe, on peut considérer comme certain que l'état de gêne produit par la constipation habituelle a sur le moral des malades une influence que tous les médecins ont été à même d'observer. Un physiologiste ne conseillera pas à un homme prudent d'irriter inutilement un homme constipé ou de solliciter de lui une faveur. Véritable pantin, qui ignore l'existence des fils qui le font mouvoir, l'homme est bien souvent ainsi le jouet de causes dont la faiblesse de son jugement peut seule l'empêcher de soupçonner la force [1]. »

CXI. — DIARRHÉE (entérite), aiguë ou chronique. — **CXII. — DYSENTERIE.** — **CXIII. — COLIQUES** (entéralgie)

Pour éviter ces maladies on doit veiller à la bonne qualité des *ingesta*. L'eau d'alimentation, surtout, a la plus grande importance au point de vue de la santé. L'eau de source est la meilleure; l'eau des rivières qui traversent les grandes villes est, généralement, polluée par des matières organiques; l'eau des puits est, la plupart du temps, souillée par les infiltrations provenant des fosses d'aisance, des égouts, etc. Toute eau suspecte ne doit être absorbée qu'après avoir été débarrassée des germes morbides qu'elle peut contenir, par l'ébullition ou une bonne filtration. Actuellement, les filtres Chamberland sont certainement les meilleurs et les plus pratiques.

L'eau bouillie n'étant pas agréable au goût, on y ajoute un peu de thé.

Quand on a très chaud, il faut bien se garder de boire d'une façon démesurée. Bien des soldats sont atteints de diarrhée et même de dysenterie pendant les chaleurs pour avoir trop but d'eau au retour de l'exercice ou d'une marche militaire.

Il faut bien se mettre en garde contre le refroidissement du ventre. Aussi tous les hygiénistes recommandent la ceinture de flanelle comme un excellent vêtement, surtout dans les pays chauds.

---

[1] GUSTAVE LE BON, *Physiologie humaine*, p. 180.

Il faut enrayer, dès son début, un dérangement de corps qui pourrait, faute de soins, se transformer en diarrhée grave ou en dysenterie. Pour cela, nous ne connaissons pas de meilleur remède que l'élixir parégorique : 30 ou 40 gouttes de ce précieux médicament dans un peu d'eau sucrée, ou mieux dans une tasse de camomille, arrêtent très bien le flux intestinal. L'élixir parégorique devrait toujours faire partie de la pharmacie de la maison.

La dysenterie étant contagieuse au point de décimer les armées, il faut, en outre de toutes les précautions que nous venons d'indiquer, désinfecter les salles des dysentériques qui renferment des agents infectieux. Les latrines devront être désinfectées en grand avec du sulfate de fer, du chlorure de zinc, de l'huile lourde de houille ou, mieux encore, avec un lait de chaux (V. *Notice sur la désinfection*, p. 6); les matières dysentériques seront reçues dans des récipients contenant à l'avance un peu d'acide phénique ou de chlorure de zinc (solution au 50°).

Les effets et le linge des dysentériques doivent être désinfectés pour éviter la contagion.

Voici le résumé des mesures hygiéniques à prescrire en cas d'épidémie de dysenterie :

1° Porter constamment la ceinture de flanelle; proscrire, autant que possible, les pantalons de toile au bénéfice des pantalons de drap;

2° Ne boire que de l'eau bouillie avec du thé ou un peu de café ou, simplement, un peu de glyzine;

3° Désinfecter tous les jours les latrines et les tinettes; veiller à l'aération et à la propreté des locaux;

4° Interdire les bains froids en été;

5° S'abstenir de fruits et aliments peu digestibles ; améliorer la nourriture ;

6° Dès les premiers symptômes de diarrhée, aller voir le médecin qui ordonnera de l'élixir parégorique ou une potion opiacée au sous-nitrate ou au salicylate de bismuth.

En résumé, le germe de la dysenterie est contenu dans les déjections des malades. Il se transmet surtout par l'eau, les linges et les vêtements. La dysenterie épidémique nécessite les mêmes mesures que la fièvre typhoïde (V. p. 24).

Pour prévenir la diarrhée des enfants, il faut bien surveiller l'alimentation. On ne doit les nourrir qu'avec du bon lait dans les six ou huit premiers mois de la naissance, ainsi que nous l'avons conseillé à l'article *Dyspepsie* (V. ce mot, n° CIV, p. 182).

Un enfant doit toujours être nourri au sein de préférence ; mais, quand on est obligé d'user du biberon, on doit veiller à ce que cet instrument soit toujours d'une extrême propreté.

Le lait qui reste dans le biberon après la tétée de l'enfant doit être jeté et ne doit plus servir sous prétexte d'économie.

Beaucoup d'enfants meurent d'entérite (choléra infantile, diarrhée cholériforme, athrepsie) à l'époque du sevrage.

Aussi nous ne pouvons mieux faire au sujet de cette importante question que de recommander les préceptes de M. le Dʳ Brochard.

« SEVRAGE. — Si un grand nombre d'enfants succombent à l'époque du sevrage, c'est presque toujours par la faute de leurs mères ou de leurs nourrices. Autant, en effet, le sevrage pratiqué avec soin, en temps opportun, est inoffensif, autant le sevrage prématuré, intempestif, offre de dangers.

Le sevrage d'un enfant ne doit pas être réglé sur son âge, mais sur sa dentition. Voici les quatre règles auxquelles il faut toujours se conformer :

1° *On ne doit jamais sevrer un enfant avant la sortie de ses premières dents ;*

2° *On ne doit jamais sevrer un enfant pendant le travail de la dentition ;*

3° *On ne doit jamais le sevrer tout à coup ;*

4° *On ne doit jamais le sevrer pendant l'été.*

Le simple bon sens dit qu'un enfant que l'on sèvre doit pouvoir prendre des aliments solides. Il faut, pour cela, qu'il ait des dents, afin de pouvoir broyer les aliments qui doivent remplacer le lait maternel. Il y a, en outre, une grande imprudence à sevrer un nourrisson avant l'époque où peuvent survenir les accidents souvent graves de la dentition. On est cependant quelquefois obligé, pour une raison quelconque, de sevrer un enfant avant que sa dentition soit terminée ; mais on doit, alors, éviter de le sevrer *pendant qu'il fait des dents*, ce qui est excessivement dangereux.

La sortie des *canines* étant, en genéral, plus difficile que celle des autres dents, il faut, si la chose est possible, attendre, pour sevrer un enfant, qu'il ait *seize* dents. Si cela ne se peut, il faut attendre qu'il en ait *douze*, attendre au moins qu'il en ait *six*. Dans ce cas, il faut sevrer l'enfant immédiatement après la sortie de la *douzième* dent, ou immédiatement après la sortie de la *sixième*, parce que l'on a devant soi, à ce moment, un intervalle assez long *pendant lequel le travail de la dentition est entièrement suspendu*. En se comportant ainsi, on évite toute complication fâcheuse. Si, par un motif quelconque, il fallait sevrer un enfant n'ayant qu'une dent, il faudrait, à tout prix, attendre la sortie de la *deuxième* dent, après laquelle il y a un temps de repos assez long dans le travail dentaire.

Il ne faut jamais sevrer un enfant pendant l'été. Les diarrhées, auxquelles les nouveau-nés sont sujets pendant les grandes chaleurs, deviennent alors souvent mortelles. Il faut les sevrer au printemps ou à l'automne, ou même pendant l'hiver; mais, pendant cette dernière saison, on est privé d'un moyen de distraction puissant, la promenade.

RÉGIME DU NOURRISSON AVANT, PENDANT ET APRÈS LE SEVRAGE. — Lorsque l'on veut sevrer un enfant, on commence par le faire téter moins souvent, et l'on remplace chaque tétée par du lait qu'on lui fait boire *au biberon* et non à la tasse ou au verre, puis on ne le fait téter que le matin et le soir. Dans le jour, il boit du lait, mange de la bouillie, des fécules, des panades, *légères et bien cuites*, tout cela *à des heures, à des intervalles parfaitement réglés*. Au lieu de lui donner la tétée la nuit vers onze heures, la mère le fera boire. *Le reste de la nuit il devra dormir*. Au bout de quelque temps, on ne les fait plus téter qu'une fois par jour. On remplace, chaque fois, le sein par le biberon, puis on ne les fait plus téter du tout. Le sevrage ainsi opéré n'offre aucun danger.

Mais il y a dans la pratique une infinité de circonstances qui forcent quelquefois les mères à s'écarter des règles que je viens de donner. Afin d'éviter alors le plus grave de tous les dangers, celui de sevrer un enfant tout d'un coup, il est prudent, dès l'âge de quatre mois, de *toujours* habituer un enfant à boire, au biberon, du lait de vache ou du lait de chèvre, une fois, puis deux fois par jour, et, un peu plus tard, à manger, une fois par jour, une fécule au lait bien légère, bien cuite. En agissant ainsi, on n'est jamais pris au dépourvu, lorsqu'il faut sevrer un enfant. Seulement, il faut agir avec prudence et, le cas échéant, ne lui donner pour toute nourriture, pendant quelques mois, que du lait et de légères fécules. Ce régime convient également à un enfant, lorsque sa mère n'a pas beaucoup de lait.

Un grand nombre de femmes ont l'habitude, la nuit, de donner à leur nourrisson du lait, de l'eau sucrée, de l'eau d'orge, etc., en grande quantité. Cette mauvaise habitude empêche les enfants de dormir et amène chez eux un développement considérable du ventre. Un nourrisson, selon son âge, ne doit boire que trois fois, deux fois, une fois, pendant la nuit. Quand il est sevré, il doit dormir toute la nuit. Pour faire disparaître cette habitude, au lieu de donner à l'enfant sa ration de lait ordinaire, on lui en donnera un demi-verre, l'enfant criera. *On le laissera crier.* Quelques instants après il s'endormira. La nuit suivante, au lieu de lait, on lui donnera de l'eau sucrée, *et l'on ne fera pas attention à ses cris.* La troisième nuit, on lui donnera de l'eau pure. Au bout de deux ou trois nuits, il ne demandera plus à boire et dormira sans se réveiller.

Le sevrage prématuré et l'alimentation prématurée qui en est presque toujours la conséquence sont les causes les plus fréquentes de la mortalité du premier âge. Un grand nombre de femmes s'imaginent que, lorsqu'un enfant est sevré de bonne heure, il faut, *pour le fortifier*, lui donner une nourriture abondante, substantielle, lui faire manger de tout, même de la viande. Ce préjugé stupide fait succomber, chaque année, des milliers d'enfants.

Lorsqu'une femme n'a pas beaucoup de lait, ou lorsqu'elle est obligée de sevrer son enfant prématurément, il faut, comme je l'ai dit, qu'elle ne lui donne pour toute nourriture, pendant un temps assez long, que du lait et de petites bouillies. *Toute autre nourriture lui est funeste.*

Pendant que l'on sèvre un enfant, on ne doit rien changer à son régime alimentaire. On cesse seulement de le faire téter, et l'on remplace le sein par du lait de vache ou par des fécules, aliments auxquels il est déjà habitué. Le sevrage n'est alors, pour le nourrisson, que la cessation de l'usage du lait maternel, et non un changement subit dans sa manière d'être nourri. Au moment du sevrage, l'enfant est beaucoup plus impressionnable que dans toute autre circonstance. Sa peau, ses intestins surtout, sont d'une grande susceptibilité. On apportera donc la plus grande attention à tout ce qui concerne son hygiène ; on évitera ainsi la plupart des accidents qui accompagnent le sevrage lorsqu'il est mal pratiqué.

Après le sevrage, il faut, pendant quelques jours, ne rien changer au régime de l'enfant. Ce n'est que peu à peu, et *graduellement*, qu'on lui donne une nourriture plus substantielle. Il faut bien se garder de lui donner de la viande avant que son estomac soit capable de la digérer, c'est-à-dire avant qu'il ait des dents pour la mâcher. Il faut bien surtout, sous prétexte de le fortifier, se garder de lui donner de la viande crue qui l'expose aux vers. Si l'on veut, après le sevrage, fortifier les enfants, on leur donne du bouillon gras pur ou coupé avec du lait, des fécules au gras. Un excellent moyen d'animaliser la nourriture d'un enfant, lorsque l'on n'a pas à sa disposition du bouillon gras, est de mettre dans son lait ou dans les panades aux légumes qu'on lui donne gros comme un pois d'extrait de Liébig, qui est si facile à conserver, même pendant les grandes chaleurs. C'est un moyen que j'ai souvent employé et qui, dans bien des cas, m'a rendu de grands services.

Avant, pendant et après le sevrage, un enfant doit toujours prendre de la nourriture en petite quantité; cette nourriture, en outre, doit toujours être donnée à des heures, à des intervalles parfaitement réglés. On voit que le régime que suit un enfant après le sevrage a une très grande influence sur sa santé et sur sa constitution.

ALIMENTATION PRÉMATURÉE. — Comme l'a dit avec raison et avec toute l'autorité de son nom le Dr Jules Guérin, l'alimentation prématurée fait mourir, en France, plus de nourrissons que toutes les maladies réunies. Toutes les autres causes de mort, quelque fréquentes qu'elles soient, s'effacent devant celle-ci. Pour bien comprendre un tel fait, il faut avoir eu un service de nourrissons et d'enfants trouvés, ou avoir été médecin d'un bureau de nourrices. Sans cela, il est impossible de s'imaginer jusqu'où peut aller la bêtise des mères à cet égard. Toutes les femmes devraient savoir qu'un enfant, dans les premiers mois de son existence, *ne doit prendre que du lait.* Que, quelques mois plus tard, *il ne doit prendre, avec le lait maternel, que des fécules ou de petites panades légères, très claires et bien cuites.* Qu'enfin il ne peut et ne doit manger que lorsqu'il a des dents. Eh bien ! ces trois principes, qui sont la base de la santé des nourrissons, sont continuellement méconnus dans toutes les classes de la société.

Dès les premiers mois, on fait manger les enfants, on leur donne de la bouillie, de la soupe épaisse. A la campagne, *afin de les fortifier*, on leur donne non seulement de la soupe, mais des châtaignes, des pommes de terre, de la viande, du lard, du saucisson, du vin pur, du cidre, etc... puis on les laisse des journées entières dans leur berceau, un *suçon* à la bouche qui les épuise sans les nourrir. Ainsi *bourré* de nourriture, réduit à l'immobilité dans un maillot humide et malpropre, le nourrisson est loin de se fortifier. Son corps, ses jambes s'amaigrissent, son ventre grandit. Sous sa peau molle et flasque, ses côtes se dessinent et forment, aux articulations sternales, des espèces de nodosités d'autant plus sensibles que l'enfant est plus maigre. Les extrémités osseuses grossissent... Pour le praticien habitué aux maladies de l'enfance, ces symptômes constituent un commencement de rachitisme uniquement dû à un mauvais régime alimentaire. Pour les mères et pour les nourrices ignorantes, l'enfant se noue, a le carreau. Afin de le dénouer, afin surtout de le fortifier, on lui donne à manger de tout, qu'il ait des dents ou qu'il n'en ait pas. Plus l'enfant maigrit, plus on insiste sur ce régime *pour lui donner de la force*. Atteint d'une diarrhée incoercible, le nourrisson devient d'une maigreur effrayante, sa peau se ride, sa figure est celle d'un vieillard, son corps un véritable squelette. Presque toujours la mort vient terminer cette lente agonie. Tel est le résultat invariable de l'alimentation prématurée. *Sur dix nourrissons qui succombent en France, huit meurent ainsi.*

« On ne doit pas, dit Van Swieten, dès qu'un enfant est sevré, lui donner immédiatement de tout. Il faut commencer par les aliments les plus tendres, et passer insensiblement à une nourriture plus forte, afin de l'y accoutumer par degrés. Dans le peuple, les pères et mères ont l'usage de faire asseoir leurs enfants à table avec eux, et, comme ils sont charmés de les voir manger de grand appétit, ils leur présentent de tout. Les enfants avalent bien tout ce qu'on leur donne, mais ils ne le digèrent pas. Le bas-ventre, forcé d'aliments non digérés, se gonfle et se tuméfie, tandis que le reste du corps maigrit excessivement, et souvent les pauvres enfants meurent de cachexie. »

Il y a longtemps, d'ailleurs, qu'Hippocrate a dit : « Les enfants voraces qui ne profitent pas sont maladifs. »

Que les mères et les nourrices méditent ces paroles, et qu'elles apprennent enfin, si cela est possible, à bien nourrir, à bien élever leurs enfants. Qu'elles sachent, et qu'elles ne l'oublient jamais, *que les enfants qui mangent trop tôt, qui mangent de tout, ou qui mangent toujours, ne sont jamais bien portants.*

CXIV. — ÉTRANGLEMENT

(Occlusion intestinale, iléus, coliques de miséréré)

Ces affections peuvent être causées par une grande constipation contre laquelle on devra employer les moyens indiqués page 184.

CXV. — HERNIES

Pour éviter les hernies, il faut recommander surtout aux adolescents de ne pas faire d'efforts au-dessus de leur âge, pour soulever de lourds fardeaux.

La ceinture de gymnastique, quand elle est trop serrée, repousse les intestins vers les régions inférieures et souvent facilite la production d'une hernie au moment d'un violent effort musculaire. Nous avons quelquefois constaté cet accident dans les régiments. Aussi nous pensons, comme M. le Prof. Arnould (V. *Nouveaux éléments d'hygiène*), qu'une écharpe de laine est préférable à la ceinture de gymnastique généralement adoptée.

Toute personne atteinte de hernie doit porter un bandage bien adapté, afin d'éviter l'inflammation ou l'étranglement de la hernie; accidents mortels.

CXVI. — TYPHLITE, PÉRITYPHLITE

(Inflammation du cœcum)

Cette affection étant souvent causée par l'accumulation de matière stercorale et par la présence de corps étrangers, il faut éviter la constipation opiniâtre (V. p. 184) et bien prendre garde de ne pas avaler de noyaux de fruits.

CXVII. — TŒNIA

(Ver solitaire)

Le cysticerque qu'on rencontre dans la viande des animaux, surtout chez le porc (viande ladre), devient tœnia en se développant dans le tube digestif de l'homme; aussi doit-on recommander d'apprêter la viande de porc de façon à ce qu'elle soit cuite *jusqu'au centre des morceaux.*

L'usage de la viande de boucherie crue occasionne quelquefois le tœnia inerme et ne doit être permis que dans un but thérapeutique, pour des malades très affaiblis qu'on pourra traiter plus tard du tœnia, si cela devient nécessaire.

La viande crue pulpée avec soin et passée à travers les mailles d'un très fin tamis ne peut pas nuire (Laboulbène).

CXVIII. — LOMBRICS, OXYURES

Pour éviter les lombrics, il ne faut boire que des eaux soigneusement filtrées, car il est à peu près démontré. aujourd'hui, que c'est par l'eau que les œufs de lombrics pénètrent dans notre organisme.

D'après nos observations, nous pensons que les germes des oxyures (petits vers blancs) se trouvent bien souvent dans le lait. C'est pourquoi nous conseillons de faire bouillir ce liquide, surtout quand il est destiné à l'alimentation des enfants, qui sont presque tous sujets à ces petits parasites.

CXIX. — HÉMORROIDES

Les personnes prédisposées aux hémorroïdes, tout en cherchant à éviter la constipation (V. ce mot, p. 184), ne doivent pas user de purgatifs drastiques (aloès en particulier). L'emploi des sièges mous percés leur sera interdit.

CXX. — FISSURE A L'ANUS. — CXXI. — FISTULE A L'ANUS
CXXII. — CHUTE DU RECTUM

Les précautions à prendre contre ces affections se bornent à éviter la constipation (V. ce mot, p. 184) et l'inflammation des hémorroïdes.

Les phtisiques sont particulièrement prédisposés aux fistules à l'anus; nous leur recommandons l'hygiène indiquée à l'article *Tuberculose*. (V. p. 105.)

CXXIII. — PÉRITONITE NON TUBERCULEUSE

Pour éviter la péritonite essentielle, qui est extrêmement rare, il faut prendre garde au refroidissement du ventre. Le plus souvent, la péritonite est consécutive à la lésion des parois ou des organes abdominaux; aussi n'y a-t-il pas de prophylaxie proprement dite contre cette affection. Il est cependant un précepte qu'on ne doit pas oublier, c'est qu'il faut instituer un traitement préventif contre la péritonite dans tous les cas de traumatisme du ventre, dans toutes les maladies des viscères de l'abdomen et toutes les fois qu'on donne ses soins à une nouvelle accouchée. La pelvi-péritonite puerpérale peut être évitée en employant tous les moyens antiseptiques avant, pendant et après l'accouchement. Les parties génitales et les régions qui les entourent doivent être lavées avec soin après l'accouchement avec des solutions antiseptiques chaudes (eau phéniquée au 50°, solution sublimé au 2000°, eau boriquée à 4 pour 100). Il faut veiller à ce que la propreté la plus absolue soit observée par l'accoucheur, les gardes, les élèves. Avant de pratiquer le toucher, on devra toujours se laver les mains au savon et à l'alcool, et se graisser les doigts avec de la vaseline au sublimé au 1000°. En outre de toutes ces précautions, le médecin devra changer de vêtement s'il a vu dans la journée une femme en état puerpéral ou un malade atteint d'érysipèle, dont le microbe (*streptrococcus*) est le même que celui de la septicémie puerpérale. (V. ce mot, p. 58.)

CXXIV. — ASCITE

L'ascite, presque toujours, est un symptôme d'affections diverses.

Les précautions à prendre contre l'ascite idiopathique qui ne se rattache à aucune altération des tissus ou du sang se résument à éviter les refroidissements et l'ingestion de boissons glacées en grande quantité.

CXXV. — CONGESTION, HYPERTROPHIE DU FOIE. — CXXVI. — HÉPATITE AIGUE, ABCÈS DU FOIE. — CXXVII. — HÉPATITE CHRONIQUE. — CXXVIII. — ICTÈRE CATARRHAL, ICTÈRE GRAVE.

Éviter le séjour prolongé dans les pays chauds, les excès du tabac et l'abus des boissons alcooliques.

On devra se mettre en garde contre la dysenterie et la fièvre paludéenne, qui prédisposent aux congestions du foie. (V. p. 65 et 186.) L'embarras gastrique (V. ce mot, p. 182) amène souvent l'ictère catarrhal (*jaunisse simple*) et doit être traité par un purgatif dès les premiers symptômes. Quand l'ictère revêt une forme épidémique, ce qui arrive quelquefois dans les milieux où règne l'encombrement (comme dans les casernes, dans les collèges et les couvents), on doit l'attribuer à des germes infectieux, et il faut procéder à la ventilation et à la désinfection des locaux.

Les personnes obligées de vivre dans les pays chauds et, par conséquent, exposées aux affections du foie devront observer les excellentes prescriptions de M. le Dr Rochard, ancien médecin inspecteur de la marine :

« Ne pas se réduire au mode d'alimentation des Indiens dés Birmans, des Arabes et des nègres. Cette extrême frugalité ne convient ni au tempérament ni aux habitudes des Européens. Loin de les débiliter, il faut soutenir leurs forces, lutter contre l'anémie tropicale, avant-coureur des maladies endémiques, se préserver de la chaleur du soleil dans le milieu du jour, du froid des nuits, de l'humidité des savanes et des pluies diluviennes de l'hivernage, éviter les excès de tout genre. Un régime réparateur, sans être trop stimulant, l'usage modéré des vins de France au repas, du café noir le matin à jeun, le gilet et la ceinture de flanelle, une ceinture de laine, des bains fréquents et surtout des bains froids, l'exercice, l'équitation et la distraction. »

CXXIX. — LITHIASE BILIAIRE

(Calculs biliaires, coliques hépatiques)

Les personnes prédisposées aux coliques hépatiques doivent éviter la vie sédentaire, prendre un peu de bicarbonate de soude aux repas et ne pas manger trop abondamment, parce que la nourriture très substantielle augmente la proportion des éléments concrescibles de la bile.

CXXX. — KYSTES HYDATIQUES DU FOIE ET DES AUTRES ORGANES ABDOMINAUX

Il est à peu près démontré, aujourd'hui, que les kystes hydatiques sont produits par les scolex d'un tœnia qu'on ne trouve que chez le chien. On croit que les œufs de ce tœnia rendus dans les selles se mêlent à l'eau, s'incrustent sur les végétaux, et que c'est grâce à ces véhicules qu'ils sont avalés par l'homme. Il faut donc, pour éviter ces kystes, ne boire que de l'eau parfaitement filtrée. De plus, les personnes qui possèdent des chiens atteints de tœnia devront les traiter sérieusement par l'extrait éthéré de fougère mâle et le calomel.

CXXXI. — AFFECTIONS DE LA RATE

Ces affections sont généralement consécutives à une intoxication palustre, à la suite d'un séjour prolongé dans les pays chauds. Leur prophylaxie est donc la même que pour les fièvres paludéennes. (V. p. 65.)

SECTION VI

—

MALADIES NON VÉNÉRIENNES DE L'APPAREIL GÉNITO-URINAIRE

———

CXXXII. — NÉPHRITES

Les néphrites s'observent dans un grand nombre de maladies fébriles, fièvre typhoïde, fièvres éruptives, cachexie palustre, rhumatisme. La prophylaxie de la néphrite essentielle consiste à éviter les refroidissements et les excès alcooliques.

Les larges vésicatoires occasionnent aussi de la néphrite. Pour remédier à cet inconvénient, il faut les saupoudrer de camphre.

CXXXIII. — PYÉLITE

(Pyélo-néphrite)

Cette affection complique quelquefois les calculs des voies urinaires. (V. *Lithiase urinaire*, p. 204). Les personnes qui constatent la présence de graviers dans leurs urines doivent faire usage de lait et des eaux *légèrement* alcalines.

CXXXIV. — PÉRINÉPHRITE ET PHLEGMON PÉRINÉPHRÉTIQUE

(Néphrite suppurée)

Ces affections ne sont que des complications des affections de la vessie et de l'urèthre passées à l'état chronique.

CXXXV. — CYSTITE

(Catarrhe vésical)

Très souvent les cystites sont symptomatiques d'une maladie de l'urèthre ou de la prostate qui force l'urine à stagner dans la vessie. Pour se mettre à l'abri de la cystite et de la prostatite, les personnes atteintes d'uréthrite blennorrhagique doivent avoir la précaution de pousser les injections dans le canal très doucement, les jambes rapprochées et après avoir uriné. M. le Prof. Guyon a fait remarquer avec raison que, la plupart du temps, la chaude-pisse siège dans l'avant-canal et que, très souvent, l'inflammation gagne la région postérieure du canal et le col de la vessie, parce que les malades ont la mauvaise habitude de se donner des injections trop brusquement et trop abondantes qui refoulent le pus d'avant en arrière.

Les seringues à injection ne devront donc être remplies qu'à moitié, ce qui sera bien suffisant pour humecter les parties de la muqueuse qui sont atteintes.

CXXXVI. — HÉMATURIE. — CXXXVII. — RÉTENTION D'URINE

Ces affections ne sont, la plupart du temps, que des symptômes des diverses maladies des voies urinaires.

CXXXVIII. — INCONTINENCE NOCTURNE D'URINE

Cette affection, fréquente chez les enfants, est souvent
due à la présence des oxyures dans le rectum qui excitent
la vessie à se contracter. Il faut donc prescrire des vermi-
fuges (santonine, lavements d'eau salée). Cette méthode
réussit quelquefois à amener la guérison et évite l'ab-
sorption de bien des remèdes inutiles dans la majorité
des cas. Pour les grandes personnes, l'hydrothérapie est
un des meilleurs moyens à employer.

CXXXIX. — LITHIASE URINAIRE (coliques néphrétiques)
CXL. — CALCULS VÉSICAUX (gravelle)

Les personnes prédisposées à ces affections, c'est-à-dire
celles dont l'urine renferme du sable ou des graviers,
doivent suivre un régime sobre, faire de l'exercice et boire
beaucoup d'eau. On ne saurait trop le répéter, dit Bour-
chardat, « l'eau est le meilleur lithontriptique des gra-
velles uriques : les grands buveurs d'eau n'ont jamais de
calculs uriques ».

Il est bon d'ajouter à l'eau un peu de bicarbonate de
soude (2 ou 3 grammes par litre, pas plus). Trop souvent
on abuse des alcalins qui, pris en excès, saturent l'acidité
de l'urine et favorisent les dépôts de sels.

CXLI. — SPERMATORRHÉE

Pour éviter cette triste affection, il ne faut pas hésiter à
faire pratiquer la circoncision aux jeunes gens dont le
prépuce est d'une longueur exagérée; car, dans ce cas, la

matière sébacée s'accumule sur le gland, irrite et produit l'excitation des organes génitaux. D'après Lallemand, on peut aussi arrêter la spermatorrhée, quand elle résulte de l'irritation chronique des voies spermatiques, en cautérisant le canal de l'urèthre, de façon à atteindre le verumontanum, au niveau duquel s'ouvrent les canaux éjaculateurs.

Il faut, en outre, défendre les lectures érotiques, combattre les habitudes d'onanisme et les excès vénériens, prescrire l'exercice, les grands bains, l'hydrothérapie. On devra recommander aux malades de ne point dormir sur le dos et d'éviter à tout prix la constipation. Les fèces accumulées dans le rectum facilitent, en effet, les pertes séminales en comprinant les vésicules spermatiques. Les parasites intestinaux, les oxyures principalement, doivent être expulsés par un traitement approprié (V. *Oxyure*, p. 107), leur présence dans le rectum étant une cause d'irritation des organes sexuels.

Disons, en terminant, que les gens vigoureux et trop continents ne doivent pas s'effrayer, comme on le voit souvent, de quelques pollutions nocturnes qui n'altèrent nullement la santé.

CXLII. — URÉTHRITE NON BLENNORRHAGIQUE

Éviter les excès de coït, la masturbation et ne jamais introduire de corps étrangers dans le canal de l'urèthre.

CXLIII. — RÉTRÉCISSEMENT DE L'URÈTHRE ET COMPLICATIONS

Dans l'immense majorité des cas, cette affection est consécutive à une blennorrhagie. (V. *Uréthrite blennorrha-*

gique, p. 262.) C'est donc d'abord contre cette maladie qu'il faut se mettre en garde ; mais, lorsqu'on en est atteint, il faut avoir soin de ne pas prendre d'injections trop caustiques. Il faut, surtout, bien se convaincre que les liquides médicamenteux doivent être poussés lentement et en petite quantité, de façon à ne point les faire pénétrer au voisinage de la prostate et du col de la vessie. (V. *Cystite*, p. 203.)

CXLIV. — BALANITE, HERPÈS
(Végétations sur le gland et le prépuce)

Pour être à l'abri de ces maladies, on doit procéder tous les jours à la toilette des parties génitales, de façon à empêcher l'accumulation de matière sébacée sous le prépuce. « Il n'est pas démontré, dit M. le Prof. Arnould, qu'en habituant de bonne heure les gens à ces ablutions indispensables on fasse courir plus de risques à leur moralité qu'en entretenant chez eux la pruderie, la curiosité du mystérieux et le sebum putride qui excite le prurit de la verge et les entraîne à y porter la main ; une lotion d'eau froide est parfaitement compatible avec la chasteté ; disons mieux, elle y aide. »

CXLV. — PHIMOSIS ET PARAPHIMOSIS

La circoncision doit être conseillée aux personnes qui ont un prépuce trop long, à ouverture trop étroite.

CXLVI. — MALADIES DE LA PROSTATE
(Prostatite, abcès de la prostate)

Éviter les excès vénériens, les injections brusques dans le traitement de la *blennorrhagie*. (V. ce mot, p. 262.)

**CXLVII, CXLVIII, CXLIX. — ORCHITE CHRONIQUE ET AUTRES MALA
DIES NON SPÉCIFIQUES DU TESTICULE OU DE L'ÉPIDIDYME, HYDRO
CÈLE, HÉMATOCÈLE, VARICOCÈLE.**

Il n'y a pas de moyens prophylactiques contre ces
affections, qui, le plus souvent, se montrent sans cause
appréciable.

CL. — CORPS ÉTRANGERS DE LA VESSIE ET DE L'URÈTHRE

Recommander aux personnes atteintes de maladies des
voies urinaires de ne point chercher un soulagement en
introduisant dans le canal un corps plus ou moins lisse,
plus ou moins résistant. Surveiller l'éducation, car, le plus
souvent, la cause de l'introduction des corps étrangers
dans les voies urinaires se trouve dans les écarts d'une honteuse dépravation.

SECTION VII

—

MALADIES DU SYSTÈME LOCOMOTEUR

———

CLI. — MYOSITE

Cette affection est due, le plus souvent, au surmenage de certains muscles. On l'observe, surtout, chez les fantassins à la suite de longues marches. Ce sont, le plus souvent, les extenseurs de la jambe qui sont atteints. La prophylaxie de cette affection réside tout entière dans la sage conduite apportée à l'entraînement des recrues. Il ne faut pas confondre le surmenage avec l'entraînement. Ce dernier doit être progressif, surtout pour les marches militaires. Le règlement du 29 juillet 1884 sur les manœuvres d'infanterie prescrit la progression des exercices et des marches d'abord sans armes, puis avec armes et bagages. Pendant la première demi-heure de marche, les hommes doivent être conduits lentement de façon à ce que les fibres musculaires se détendent petit à petit. Dans la cavalerie il est bien recommandé de ne point faire prendre d'allure rapide aux chevaux au sortir de l'écurie. Le même précepte devrait être observé pour les hommes au départ de la caserne. (V. *Hypertrophie du cœur*, p. 169.)

CLII. — SYNOVITE TENDINEUSE, KYSTES SYNOVIAUX, HYGROMA

Éviter les mouvements forcés du poignet dont les tendons sont particulièrement sujets à la synovite tendineuse.

Contre les kystes synoviaux et l'hygroma, on ne peut que recommander d'éloigner les frottements et les pressions répétés au niveau d'une bourse séreuse naturelle ou accidentelle.

CLIII. — RUPTURE MUSCULAIRE OU TENDINEUSE, HÉMATOSE MUSCULAIRE. — CLIV, CLV. — HERNIE MUSCULAIRE, CONTRACTURE, RÉTRACTION MUSCULAIRE.

Il n'y a aucune prophylaxie à opposer à ces affections accidentelles. Quelquefois, chez les cavaliers, les ruptures musculaires dans les adducteurs de la cuisse occasionnent des ostéomes. Le traitement préventif, au moment de l'accident, consiste dans le repos, l'immobilisation et la compression élastique du membre suivie de massage.

CLVI. — PÉRIOSTITE

Combattre la diathèse tuberculeuse, scrofuleuse ou syphilitique. (V. *Tuberculose*, p. 105; *Scrofule, Syphilis*, p. 118 et 245.)

Le surmenage et le séjour dans un milieu froid et humide doivent être évités, surtout pour les adolescents.

CLVII. — EXOSTOSE

Prophylaxie nulle.

CLVIII. — OSTÉITE, OSTÉOMYÉLITE. — CLIX. — CARIE, NÉVROSE. — CLX. — RACHITISME

La plupart du temps, ces affections sont des manifestations de la scrofule, de la tuberculose ou de la syphilis,

14

maladies auxquelles nous renvoyons le lecteur. (V. *Scrofule*, p. 118; *Tuberculose*, p. 105; *Syphilis*, p. 245.)

Pour le rachitisme, cependant, nous devons particulièrement insister sur l'hygiène des enfants, recommander d'éviter l'allaitement artificiel et le sevrage prématuré.

Il faut donner aux enfants chétifs de très bon lait, les exposer au grand air, les faire coucher sur la fougère ou sur le varech. Le séjour à la campagne ou au bord de la mer donne de très bons résultats. On évitera de faire marcher les enfants jusqu'à la fatigue, ce qui peut amener une courbure des os et des membres inférieurs.

CLXI. — ENTORSE

Cette affection est souvent suivie de raideur articulaire et d'arthrite. Pour éviter ces complications, nous recommandons le massage immédiat et les bains de pieds très chauds.

CLXII. — ARTHRITE AIGUE OU CHRONIQUE. — ARTHRITE FONGUEUSE (TUMEUR BLANCHE). — CLXIII. — HYDARTHROSE. — CLXIV. — CORPS ÉTRANGERS ARTICULAIRES.

Souvent ces affections sont d'origine rhumatismale et c'est la diathèse arthritique qu'il faut traiter. (V. *Rhumatisme*, p. 134.) La tumeur blanche ou arthrite fongueuse se développe sous l'influence de la scrofule ou de la tuberculose, qu'on devra combattre par une bonne hygiène, par les préparations iodées et le séjour au bord de la mer. (V. *Scrofule*, p. 118; *Tuberculose*, p. 105.)

CLXV. — ANKYLOSE

En cas d'arthropathie ou de traumatisme grave d'un membre, il faut placer ce membre dans sa position naturelle et s'efforcer de prévenir les raideurs articulaires par des mouvements communiqués, méthodiques, par des douches et par le massage. Les articulations doivent être immobilisées dans des attitudes déterminées. Le coude doit être fléchi à angle droit ; le poignet sera placé dans la demi-extension, la hanche dans l'extension complète, le genou dans une extension modérée ; on maintiendra le pied à angle droit sur la jambe.

SECTION VIII

—

MALADIES DES YEUX ET DES OREILLES

CLXVI. — MALADIES DES PAUPIÈRES

BLÉPHARITE. — Cette affection est fréquente chez les
sujets lymphatiques; aussi, quand on voit des enfants
avoir les yeux collés le matin avec des croûtes sur les cils,
il faut leur faire prendre des toniques et des fortifiants :
huile de foie de morue, sirop de raifort iodé ou sirop anti-
scorbutique. Ces dépuratifs empêchent souvent une blépharite grave et chronique. On recommandera de laver les
paupières avec de l'eau blanche très faible et de graisser
les cils, le soir, avec un peu de vaseline boriquée.

DÉFORMATIONS (*ectropion, entropion*). — Bien veiller
la cicatrisation dans les plaies de la face, surtout quand
elles sont occasionnées par des brûlures. Souvent, quand
les paupières sont atteintes, il sera nécessaire de suturer
les bords palpébraux ou de les maintenir accolés à l'aide
de collodion appliqué sur les cils.

CLXVII. — MALADIES DES VOIES LACRYMALES

(Rétrécissements des points et des conduits lacrymaux. — Dacryocystite
Fistule lacrymale)

Les personnes qui ont les yeux très larmoyants ne
devront pas attendre trop longtemps pour demander les

soins d'un médecin oculiste qui, souvent, les sauvera des maladies citées plus haut en agrandissant et en dilatant les conduits lacrymaux.

CLXVIII. — KÉRATITE. — CLXIX. — TAIES DE LA CORNÉE
CLXX. — CONJONCTIVITE AIGUE OU CHRONIQUE

A la moindre inflammation des yeux, les lotionner avec de l'eau boriquée (acide borique, 4 grammes ; eau, 100) ; et éviter l'emploi des collyres métalliques toutes les fois qu'il y a une ulcération de la cornée. Les liquides à base de plomb ou d'argent ont l'inconvénient de former un précipité insoluble qui pénètre dans le tissu cornéen. Les personnes qui n'ont pas de bons yeux devront faire usage de lunettes bien appropriées à leur vue. Un bon éclairage est indispensable dans les écoles pour toutes les personnes qui lisent et écrivent beaucoup. Aux personnes susceptibles de la vue il faut conseiller les conserves faiblement bleuies ou enfumées.

CLXXI. — OPHTALMIE PURULENTE AIGUE

Cette affection est épidémique et très contagieuse ; les malades qui en sont atteints devront être isolés avec soin, surtout dans les casernes, les pensions et les prisons. On fera attention de ne pas employer pour d'autres les objets de pansements qui leur ont servi. Quand un seul œil est atteint, il faut protéger l'autre avec un bandeau. Le contact du pus blennorrhagique produit une ophtalmie purulente des plus graves. Aussi les personnes atteintes d'uréthrite blennorrhagique auront bien soin de ne pas porter aux yeux leurs mains qui peuvent être souillées de pus et brûler les linges qui ont servi à leurs pansements. Bien des nouveau-nés perdent la vue à la suite d'ophtalmie purulente pour n'avoir pas été soignés assez tôt.

L'ophtalmie purulente des nouveau-nés, dit Valude, réside, dans l'immense majorité des cas, dans l'infection produite par la sécrétion vaginale de la mère, et, dans quelques cas, dans la contagion d'un nourrisson par d'autres, ainsi qu'il arrive parfois dans les maternités. Aussi l'antisepsie des organes maternels par les lotions de sublimé est certainement la meilleure prophylaxie de l'ophtalmie des nouveau-nés. On évitera fréquemment, dit le Dr A. Trousseau (*Manuel de thérapeutique oculaire*), le développement de l'ophtalmie purulente des nouveau-nés en leur lavant les yeux au moment de la naissance et pendant les trois jours qui suivent avec une solution d'acide phénique à 1 pour 300 ou d'acide borique à 4 pour 100. On comprend que le médecin aura aussi des précautions à prendre pour lui-même ; entre autres, il ne devra jamais ouvrir les paupières d'un malade sans avoir interposé entre son propre visage et les yeux du malade une plaque de verre bien transparente. De cette façon, il pourra faire son exploration, employer ses caustiques sans recevoir dans les yeux du pus provenant du malade (A. TROUSSEAU).

D'après M. Dehenne, les meilleurs moyens préventifs sont les suivants : lotions des yeux avec la solution de sublimé au 2000ᵉ et la méthode de Credé, instillation d'une goutte de la solution suivante dans les deux yeux :

> Nitrate d'argent cristallisé.................. 0ᵍʳ,10
> Eau distillée............................... 20 grammes.

Valude préconise une insufflation de poudre d'iodoforme finement porphyrisé. Cette pratique n'entraîne pas après elle la réaction du nitrate d'argent ; elle est aisée à exécuter et la matière médicamenteuse est inaltérable autant que facile à reconnaître.

On voit que les moyens ne manquent pas.

Toutes ces méthodes sont bonnes et se résument à pratiquer d'abord l'antisepsie du vagin chez la mère et la désinfection des yeux de l'enfant dès que cela est possible et, en tout cas, avant le bain. Nous croyons que le sublimé au 2000° est le plus pratique, maintenant qu'on ne fait, pour ainsi dire, plus d'accouchement sans avoir ce puissant antiseptique sous la main.

Pour vulgariser une méthode prophylactique et faire comprendre les dangers de l'ophtalmie purulente, il faudrait faire distribuer par l'entremise des officiers de l'état civil une instruction aux sages-femmes et aux parents qui viennent faire inscrire un enfant.

CONJONCTIVITE CHRONIQUE. — GRANULATIONS (ophtalmie des armées). — Les granulations sont souvent consécutives à une ophtalmie purulente dont nous venons de parler ; mais elles peuvent survenir à la suite de conjonctivites non purulentes, surtout dans les pays chauds. Aussi, dans le but de les éviter, nous conseillons aux personnes qui séjournent en Afrique ou dans les pays intertropicaux de se laver les yeux tous les matins, en faisant leur toilette, avec de l'eau boriquée à 4 pour 100.

L'ophtalmie granuleuse épidémique frappe de préférence les réunions d'hommes dans les pays chauds (ophtalmie d'Égypte de 1798). La contagion est due au transport direct du pus soit par les doigts ou les linges et quelquefois par l'air. Les moyens préventifs se réduisent aux lotions d'eau boriquée, à l'isolement des malades. Il faut aussi éviter toute cause de refroidissement, les courants d'air dans les appartements et les tentes.

CLXXII. — IRITIS

Les affections ne sont, le plus souvent, que des complications des kératites et conjonctivites graves, maladies qu'il faut soigner dès le début, ainsi que nous l'avons déjà dit plus haut.

CLXXIII. — IRIDO-CHOROIDITE

La seule prophylaxie consiste à traiter les diathèses (rhumatisme, gouttes, scrofule, diabète, syphilis) qui souvent donnent naissance à ces affections.

CLXXIV. — GLAUCOME

Cette affection, si elle n'est pas soignée au début, amène dans l'œil des désordres internes irrémédiables ; aussi, dès qu'on observe les premiers symptômes : apparition de cercles irisés autour d'une lumière, dureté du globe oculaire qui donne la sensation d'une bille de marbre, injection de la conjonctive autour de la cornée avec dilatation de la pupille, il ne faut pas hésiter à aller consulter le médecin qui devra immédiatement pratiquer, à l'aide du couteau de Graef, une ponction scléroticale de $0^m,005$ à $0^m,006$ de la cornée, entre le droit supérieur et le droit externe. Cette manœuvre, jointe à la prescription d'un collyre à l'ésérine (eau, 10 gr., s. n. ; ésérine, 0 gr. 05), peut souvent sauver la vue. Jamais il ne faut ordonner l'atropine.

CLXXV. — CHOROIDITES. — CLXXVI. — RÉTINITES. — CLXXVII. —NÉVRITE OPTIQUE. — CLXXVIII. — ATROPHIE DE LA PAPILLE

Mêmes observations que pour l'irido-choroïdite. (V. n° CLXXIII.)

CLXXIX. — CATARACTE

Prophylaxie nulle.

CLXXX. — MYOPIE

Pour diminuer autant que possible le nombre des myopies si fréquentes chez les sujets studieux, il faut avoir dans les écoles un éclairage unilatéral gauche, afin que la main qui écrit ne fasse pas ombre sur le point qu'on regarde. Les livres de classe ne devront pas avoir plus de six à sept lettres au centimètre courant, c'est-à-dire huit points typographiques (Javal). L'impression sur un papier d'une teinte jaunâtre convient bien à l'œil. Pour empêcher les progrès de la myopie, il faut prescrire, chez les sujets jeunes d'une myopie très faible, des verres concaves corrigeant complètement la myopie, de façon à les rendre emmétropes. Dans les myopies moyennes on doit prescrire deux paires de lunettes, l'une corrigeant à peu près le vice de réfraction pour la vision des objets éloignés, l'autre, moitié moins forte, pour la lecture et l'écriture.

Voici les excellents conseils que donne M. Abadie au sujet de la prophylaxie de la myopie dans son *Traité des maladies des yeux*.

Prophylaxie. — Nous avons vu que la myopie est héréditaire aussi chez les enfants issus de parents ayant déjà ce vice de réfraction ; on ne saurait prendre trop de précautions pour lutter de bonne heure contre une infirmité dont le développement est presque fatal. C'est surtout au moment où les écoliers entrent dans les classes un peu élevées, qui exigent, pour être suivies avec fruit, une somme de travail considérable, que les efforts d'accommodation et de convergence commencent à produire chez eux leurs funestes effets. Aussi, à ce moment, faudra-t-il veiller à ce que les jeunes gens se trouvent dans les meilleures conditions hygiéniques possibles.

Occupons-nous d'abord de l'éclairage des salles d'école. Il est évident que la lumière devra toujours y être abondante ; si elle est insuffisante, ce qui arrive malheureusement trop souvent, l'enfant, obligé de regarder de très près pour distinguer les caractères de son livre ou de son écriture, fait des efforts continuels d'accommodation et de convergence dont nous connaissons les inconvénients.

Les fenêtres devront donc être larges et hautes; la meilleure disposition consistera à les percer sur un des côtés longs des salles et à disposer les tables de travail perpendiculairement de ce côté, de façon que la lumière arrive vers la gauche des élèves. On a quelquefois conseillé de ranger les tables en face les fenêtres, mais ce mode d'éclairage est, en réalité, des plus mauvais. Les enfants, éblouis par la vive lumière qui leur frappe directement les yeux, inclinent instinctivement la tête en avant pour les abriter à l'ombre de leur front et de leurs sourcils; ou bien, ils se placent de côté dans une position plus ou moins vicieuse; enfin leur livre se transforme en écran, aussitôt qu'ils l'inclinent un peu obliquement, ou reste forcément horizontal, ce qui est toujours très défavorable.

Quant à la lumière qui vient du côté droit, elle est moins avantageuse que celle qui vient du côté gauche, parce que la main qui écrit fait ombre sur le point que l'on doit regarder.

S'il était impossible d'adopter la position la meilleure, on compenserait toujours jusqu'à un certain point la position défectueuse des fenêtres par leur élévation. La lumière qui vient de haut est, en effet, celle dont la distribution est la plus uniforme, quel que soit le côté d'où elle arrive.

Le soir, on apportera le plus grand soin au choix et à la bonne répartition de l'éclairage. Si on le peut, on préférera la lampe à huile dont la lumière, riche en rayons jaunes, est aussi éclairante, tout en étant moins éblouissante que la lumière trop blanche du gaz. Si on emploie celui-ci, on aura soin d'entourer chaque bec d'un cylindre de verre, qui rendra la flamme plus fixe et de le munir d'un réflecteur disposé de façon que la lumière éclaire aussi bien que possible les tables de travail, mais ne frappe pas directement les yeux ; enfin on fera en sorte qu'elle arrive latéralement pour chaque élève et du côté gauche.

La forme défectueuse du mobilier scolaire ordinaire : absence de dossiers, écartement exagéré du siège et du pupitre, défaut de proportion entre la hauteur du siège et du pupitre, enfin et aussi le défaut d'inclinaison des pupitres, contribuent dans une large mesure au développement de la myopie.

Il est nécessaire de munir les bancs d'une pièce de bois de 0^m,10 de largeur environ placée au-dessus des hanches, au niveau des reins, pour que les enfants soient toujours soutenus, même en écrivant ; mais il faut donner à ces dossiers une direction verticale et non les incliner en arrière, si l'on veut que les élèves ne soient pas obligés.de cesser tout travail pour s'y appuyer en se renversant comme dans un fauteuil. Les bancs auront une largeur suffisante pour contenir presque toute la longueur de la cuisse et seront disposés de façon que la plante du pied repose naturellement sur une planchette destinée à la recevoir. Enfin le bord des pupitres se trouvera au niveau du bord antérieur du banc et sa hauteur sera telle que le coude s'y place naturellement sans que le corps soit obligé de s'incliner en avant et que les épaules soient repoussées en haut. Ces diverses dispositions contribuent à maintenir toujours l'écolier dans une bonne position ; elles empêcheront sa taille de se dévier et de se voûter et soustrairont les yeux aux effets de la congestion passive provoquée par l'inclinaison de la tête en avant.

Mais c'est surtout la pente à donner aux pupitres qui a une importance capitale au point de vue du développement de la myopie acquise.

Dans un travail sur ce sujet, Heymann a conseillé d'avoir des tables inclinées, parce que, dit-il, le raccourcissement des caractères placés sur une table plane horizontale, diminuant la grandeur apparente des lettres, oblige l'œil à faire un effort exagéré et, partant, nuisible. Ce n'est là cependant, à notre avis, qu'une cause de fatigue tout à fait accessoire; en réalité, les tables peu inclinées sont nuisibles, parce qu'elles nous forcent à maintenir l'œil dans une position instable.

Les six muscles extrinsèques de chaque œil ne sont, en effet, indépendants que dans une certaine mesure. Ils ne peuvent produire qu'un certain nombre de mouvements déterminés d'avance. Les deux droits internes, par exemple, agissent instinctivement pour faire converger les axes optiques sur les objets rapprochés, tandis qu'il est impossible de contracter simultanément les deux droits externes, de façon à obtenir la divergence. De plus, si certaines dispositions des globes oculaires sont stables et pour ainsi dire naturelles, il en est d'autres qui, tout en étant possibles, ne peuvent être maintenues longtemps sans mettre tous les muscles dans un état de tension violente qui entraîne la compression de l'œil et, à la longue, l'allongement de son axe antéro-postérieur ; aussi nous ne pouvons fixer le regard en haut sans faire des efforts bientôt très pénibles ; c'est ce qui arrive quand nous regardons la voûte du ciel ou la décoration d'un plafond ; de même, dans une galerie de peinture, les tableaux les plus élevés sont les plus difficiles à voir ; de même encore, quand nous regardons un objet rapproché, nous le plaçons toujours en face des deux yeux et un peu en bas ; eh bien, c'est précisément dans cette position intermédiaire, où la fatigue et la tension musculaire sont au minimum, qu'il faut placer le livre de l'écolier.

Dans ce but on donnera au pupitre une inclinaison de 40 à 50° au moins au-dessus de l'horizontale ; mais, des raisons mécaniques rendant l'écriture impossible avec une pente aussi marquée, on s'arrangera pour que les tables puissent s'abaisser à 20° quand l'enfant voudra écrire ; ou bien encore on leur donnera cette dernière inclinaison et on munira chaque place d'un support destiné à maintenir le livre à 45° pendant la lecture.

Les différentes dispositions que nous venons d'énumérer paraîtront peut-être difficiles à réaliser dans nos écoles. Le principal écueil est qu'un mobilier bien fait doit toujours être exactement proportionné à la taille des élèves auxquels il est destiné. En Amérique on résout la question en donnant à chaque écolier un siège et une table faits à sa mesure; en Suisse, un mobilier fait de sept grandeurs différentes suffit également à tous les besoins.

Si l'on veut diminuer autant que possible les inconvénients du travail scolaire, on tiendra compte aussi de certaines conditions accessoires que nous ne ferons que signaler ici.

On ne donnera aux enfants que des livres imprimés en caractères assez gros et parfaitement nets. Les lettres grêles et allongées, le papier rugueux et grisâtre, le défaut de netteté de l'impression, obligent l'écolier à diminuer la distance entre ses yeux et le livre, entraînent des efforts inutiles d'accommodation et ont les mêmes effets qu'un éclairage insuffisant.

On multipliera autant que possible les promenades au dehors et surtout à la campagne afin que les enfants placés dans un espace largement découvert puissent au moins, de temps en temps, relâcher leur accommodation. Sous aucun prétexte on ne privera les enfants de ces sorties si nécessaires à leur santé. Enfin on se gardera de donner aux classes et aux études une longueur exagérée; chaque heure de travail assidu devra être suivie d'un repos de dix minutes, qui permettra au muscle ciliaire de se détendre et de se reposer en même temps qu'il rafraîchira l'attention.

D'habitude on reconnaît l'apparition de la myopie chez les enfants, non pas à ce qu'ils rapprochent leur livre pour mieux voir, mais parce qu'ils se plaignent de ne pas voir distinctemement de loin les figures tracées sur le tableau par le professeur. Si la myopie semble faire des progrès rapides et qu'il y ait lieu de supposer une influence héréditaire, quelques précautions deviendront aussitôt nécessaires. Le travail le soir à la lumière sera rigoureusement défendu. Au moindre signe d'irritation et de spasme de l'accommodation, on instillera de l'atropine, de façon à placer pendant quelque temps le muscle ciliaire dans un repos absolu.

Pour de plus amples détails au sujet du mobilier scolaire, nous renvoyons le lecteur à l'excellent ouvrage de M. le D\u02b3 Arnauld. (*Nouveaux éléments d'hygiène*, p. 1101.)

Dans le but d'enrayer les progrès de la myopie scolaire, M. Motais (d'Angers) conseille les mesures hygiéniques suivantes :

ÉCLAIRAGE DIURNE. — Unilatéral ou bilatéral, pourvu que la place la plus sombre soit suffisamment éclairée.

ÉCLAIRAGE NOCTURNE. — Un bec de gaz avec verre pour six élèves, en attendant la lumière électrique, la plus hygiénique des lumières artificielles à tous égards.

MOBILIER. — Pour les collèges, six types de tables à deux places ; quatre types pour les écoles primaires ; chacun de ces modes adapté à la taille des élèves. Bancs rapprochés des tables. Tables tournées de telle sorte que le jour vienne latéralement, de préférence du côté gauche.

ÉCRITURE droite, corps droit, cahier droit (GEORGE SAND).
Impression des livres de classe avec des caractères neufs, développés en largeur, sur papier jaunâtre (LAVAL).

Les réformes suivantes sont moins connues. Nous insistons particulièrement sur celles-ci :

Réformes pratiques et non dispendieuses applicables aux vieux établissements d'instruction, telles que : vitrage des portes pleines, remplacement des vitres dépolies par des vitres ordinaires.

Interruptions plus fréquentes dans les heures d'études. — Cette mesure, conseillée théoriquement jusqu'ici, est démontrée par les deux faits suivants :

A l'École des Arts et Métiers d'Angers et au Prytanée militaire de la Flèche, la myopie est relativement peu élevée, malgré l'installation très imparfaite de ces établissements quant à l'hygiène de la vue. Mais, à l'École des Arts, les études sont fréquemment interrompues par des travaux manuels. Au Prytanée, les études ne durent jamais plus d'une heure et quart, et les récréations consistent en exercices très actifs. Ajoutons qu'au Prytanée la moyenne de l'instruction est au moins égale à celle des lycées ordinaires.

Inspections de la vue dans les collèges et écoles. — Nous regardons ces inspections comme indispensables.

Dans l'intérêt des élèves, l'oculiste découvre ainsi de bonne heure et à temps, par des soins efficaces, un nombre tout à fait inattendu de lésions oculaires (asthénopies, strabisme, hypermétropies excessives, astigmatisme, myopie au début), qui, le plus souvent, sont signalées trop tard par les parents. Il prescrit le traitement et fixe le choix des verres, sans le laisser aux caprices de l'élève.

A ces mesures prises dans les collèges nous ajouterons

enfin le conseil de suivre la même hygiène dans les familles
où les conditions de travail sont fréquemment défectueuses.

CLXXXI. — HYPERMÉTROPIE

Dans les cas légers, il faut laisser au sujet l'usage de
sa faculté d'accommodation. Dans l'hypermétropie forte, on
doit donner des verres corrigeant la vision rapprochée.

CLXXXII. — ASTIGMATISME

Pour empêcher les progrès de l'astigmatisme, il faut de
bonnes lunettes. Le choix de ces dernières est difficile ;
aussi nous conseillons aux personnes astigmates de s'adresser aux médecins oculistes avant d'aller chez l'opticien.

CLXXXIII. — PRESBYTIE

Choisir, pour travailler, des verres convexes, d'abord
faibles, qu'on changera pour d'autres d'un numéro plus
fort, à mesure que la presbytie fera des progrès. La lumière
des lampes, tamisée par un verre dépoli et réfléchie par
un abat-jour verdâtre, convient bien aux presbytes ; le
travail au crépuscule ou sous un éclairage insuffisant est
très mauvais.

CLXXXIV. — STRABISME

Chez les enfants, on observe quelquefois le strabisme
par imitation ; aussi doit-on éviter de leur donner une
bonne ou une nourrice qui louche. Il faut faire porter aux
enfants qui ont de la tendance à loucher des verres appropriés à leur état de réfraction et prescrire les collyres à
l'atropine pour paralyser l'accommodation.

CLXXXV. — NYSTAGMUS

Aucune prophylaxie.

CLXXXVI. — AMAUROSE

(Amblyopies toxiques)

Traiter la diathèse et éviter l'abus de l'alcool, du tabac.

L'amblyopie nicotinique est assez fréquente et guérit très facilement si le malade consent à s'abstenir de tabac.

Bien des amblyopies sont dues au séjour dans des réduits privés d'air et de lumière ; aussi les observe-t-on fréquemment à Paris chez les concierges, chez les tailleurs et les cordonniers (PONCET DE CLUNY). Nous ne saurions trop recommander aux personnes qui ont la vue faible de s'adresser aux oculistes, seuls compétents pour indiquer le numéro des verres à prendre. « L'abus ou l'emploi vicieux des lunettes, dit Poncet, amène la dégradation rapide, souvent irrémédiable, de la vue. Que d'amblyopies, que d'amauroses même ne reconnaissent point d'autre origine ! » Ajoutons enfin que la lecture au lit est très mauvaise pour la vue. Les rayons lumineux passent tout près du rebord palpébral et amènent une dispersion très grande de la lumière, de la fatigue (GALEZOWSKI).

CLXXXVII. — HÉMÉRALOPIE

Cette affection, quelquefois épidémique dans les armées soumises à des privations (maladie d'alimentation, LAVERAN), doit être combattue par un régime tonique et fortifiant.

CLXXXVIII. — OTITE AIGUE, CHRONIQUE

(Otorrhée)

Pour prévenir les maux d'oreille, on doit veiller à la propreté de l'organe, afin d'empêcher l'accumulation de cérumen qui peut nuire beaucoup à l'audition.

Bien des surdités, traitées en vain pendant des mois entiers par des révulsifs, disparaissent comme par enchantement à la suite d'injections savonneuses chaudes dans le conduit auditif obstrué par la matière cérumineuse.

Cependant, il ne faut pas trop exagérer les soins de propreté, et M. le Prof. Tillaux blâme absolument la petite manœuvre qui consiste à se curer les oreilles en introduisant un corps étranger dans le conduit. Des otites externes peuvent se développer à la suite de cet exercice. Un peu de cérumen protège l'ouïe contre les influences extérieures : froid, poussière, insecte, etc.

Il faut bien se garder de ne pas soigner les écoulements d'oreilles chroniques, sous prétexte qu'ils peuvent se porter ailleurs. Ce préjugé déplorable a causé bien souvent la perte de l'ouïe.

L'habitude qu'ont beaucoup de personnes de mettre du coton dans les oreilles est mauvaise ; on doit, au contraire, endurcir l'organe en laissant l'air libre agir sur lui. Beaucoup d'otites moyennes sont dues aux affections chroniques du pharynx, dont la muqueuse se continue avec celle de la trompe d'Eustache. C'est pourquoi il faut toujours veiller l'arrière-gorge pour conserver l'intégrité de l'ouïe et pratiquer l'*antisepsie buccale*. (V. p. 174.)

Les bains froids suffisent quelquefois pour réveiller ou provoquer une myringite suivie d'otite moyenne. Aussi, comme prophylaxie des affections auriculaires causées par la balnéation, nous croyons devoir citer les prescriptions observées dans l'armée allemande :

1° Ne pas conduire les hommes au bain après un exercice fatigant ;

2° Faire porter, pendant le bain, des tampons de ouate dans les oreilles ;

3° Défendre absolument toute taquinerie entre les baigneurs ;

4° Recommander aux hommes de ne pas incliner la tête sur une épaule quand ils sautent à l'eau ;

5° Ne pas apprendre à nager à tous les hommes qui ont eu des écoulements d'oreille ou une perforation du tympan, même si elle est guérie ; chez eux, il ne doit être question que de bains de propreté.

CLXXXIX. — PERFORATION DU TYMPAN

Cette lésion est souvent la conséquence des otites dont nous venons de parler, mais elle peut aussi résulter du séjour dans l'air comprimé et à de trop fortes vibrations de l'air, comme celles qui succèdent à l'explosion des armes à feu. On devra recommander aux artilleurs de mettre dans leurs oreilles un peu de ouate imbibée d'huile ou d'eau quand ils tirent le canon.

CXC. — SURDITÉ

Cette affection est incurable, le plus souvent, quand elle est due à une lésion du nerf acoustique ou à une affection cérébrale ; mais souvent aussi elle est due à des otites négligées.

« Ce que l'hygiène commence à faire chez l'enfant pour les yeux, elle devrait simultanément l'entreprendre pour les oreilles ; trop souvent, en effet, on constate les effets de l'incurie avec laquelle on laisse s'installer, puis évoluer, une affection qui aurait pu être prévenue ou, traitée à temps, guérie. » (VIGNIER.) Il faut donc avoir soin de traiter toutes les otites dès le début. (V. *Otites*, n° CLXXXVIII, p. 227.)

CXCI. — CORPS ÉTRANGERS DU CONDUIT AUDITIF

Les corps étrangers inanimés ou animés dans le conduit auditif peuvent causer les plus graves accidents : vertiges, bourdonnements, ulcération du tympan, etc... Aussi il faut les expulser le plus tôt possible à l'aide d'injections d'eau tiède poussées avec force avec une seringue volumineuse. L'emploi des instruments, curettes, pinces, etc., est dangereux et ne doit être mis en pratique que si les injections longtemps continuées ont échoué.

CXCII. — POLYPES DE L'OREILLE

Les polypes de l'oreille devront être traités dès le début afin d'éviter des complications graves.

CXCIII. — MALADIES DE LA TROMPE D'EUSTACHE

Elles sont dues le plus souvent à un catarrhe nasopharyngien aigu ou chronique qu'on devra traiter par les inhalations et les douches nasales avec un liquide astringent et antiseptique. (V. *Antisepsie des fosses nasales*, p. 174.)

SECTION IX

—

MALADIES DE LA PEAU

CXCIV. — ÉRYTHÈME, INTERTRIGO, HYPERHYDROSE PLANTAIRE
(Sueur fétide des pieds)

Pour empêcher l'érythème, l'intertrigo, si les simples soins de propreté ne suffisent pas, il faut graisser les régions qui subissent des frottements avec un peu de vaseline boriquée et les saupoudrer d'amidon.

Les personnes sujettes à l'hyperhydrose plantaire doivent soigner leur infirmité et ne pas croire à ce préjugé déplorable qui consiste à respecter à tout prix la sueur des pieds, sous peine d'être menacé d'une grave maladie. La sueur exagérée des pieds est une affection des plus gênantes, surtout pour les voisins, et produit chez les marcheurs, principalement dans l'infanterie, un érythème des plus douloureux. On peut éviter tous ces inconvénients par les lotions d'eau aiguisée d'alcool camphré, suivies de frictions avec du sous-nitrate de bismuth. La poudre suivante, employée dans l'armée allemande, est excellente :

Acide salicylique..........................	3 parties.
Amidon.....................................	10 —
Talc.......................................	87 —

Nous avons obtenu d'excellents résultats par quelques badigeonnages avec le perchlorure de fer. La solution suivante est très bonne :

Glycérine.................................... 10 grammes.
Essence de bergamote..................... 20 gouttes.
Perchlorure de fer........................ 30 grammes.

CXCV. — URTICAIRE

Les personnes sujettes à l'urticaire doivent s'abstenir de moules, de coquillages, de viandes fumées et de fraises.

CXCVI. — HERPÈS

Les lotions à l'eau boriquée et la glycérine (eau, 100 grammes; acide borique, 6 grammes; glycérine, 50 grammes) sont excellentes pour guérir l'herpès et en empêcher le retour. Les alcalins à l'intérieur (bicarbonate de soude, 4 grammes par jour dans un peu d'eau) sont souvent très utiles.

CXCVII, CXCVIII. — ECZÉMA, IMPÉTIGO

Les gens herpétiques, arthritiques, qui sont sujets à l'eczéma, doivent prendre un bain alcalin et un purgatif salin tous les dix ou quinze jours. Le bicarbonate de soude à l'intérieur empêche souvent les poussées d'eczéma ou d'impétigo. Les applications de vaseline boriquée et les lotions boriquées et glycérinées (V. n° CXCVI, *Herpès*) sont aussi excellentes, surtout chez les enfants atteints de cette forme d'impétigo désignée vulgairement sous les noms de *croûtes de lait* ou de *gourmes*

CXCIX.— ECTHYMA, RUPIA

L'ecthyma est fréquent chez les cavaliers, surtout parmi les recrues. Le meilleur moyen de l'éviter est de lotionner les régions soumises au frottement avec une solution de sublimé au 1000°. Le tannin (1 gramme pour 100 grammes d'eau) réussit aussi très bien. Après ces lotions, il est bon de graisser légèrement la peau, principalement au genou et à la région fessière avec de la vaseline boriquée. En prenant ces précautions prophylactiques dans les régiments de cavalerie au moment de l'arrivée des recrues, on éviterait souvent ces véritables épidémies de furoncles et d'ecthyma qui sévissent sur les jeunes cavaliers et retardent souvent l'instruction militaire.

CC. — PEMPHIGUS

Cette affection est le plus souvent d'origine syphilitique.

CCI. — ACNÉ

Les personnes sujettes à cette affection rebelle se soumettront à un régime doux et régulier, et se lotionneront avec de l'eau savonneuse chaude. Ensuite, elles devront humecter la peau avec de l'eau sulfureuse ou, mieux, avec une solution de sublimé (sublimé, 1 gramme; eau, 1 litre).

CCII. — PRURIGO

Les soins de propreté, les bains d'amidon constituent la meilleure prophylaxie. Les lotions de sublimé (50 cent.

pour 1 litre d'eau), suivies d'onctions avec la vaseline boriquée, arrêtent les progrès et guérissent le prurigo.

Si le prurigo est d'origine parasitaire (*prurigo pédicu-
laire*, *gale*) (V. ce mot, p. 242), ce qui arrive souvent, on
devra employer la pommade antipsorique sulfo-alcaline,
les bains sulfureux ou l'onguent napolitain. Les badigeonnages de pétrole donnent aussi de bons résultats.

Le rupia (croûtes ressemblant à des écailles d'huîtres)
est le plus souvent un accident syphilitique tertiaire.
(V. *Syphilis*, p. 245.)

CCIII. — LICHEN

Le développement du lichen s'arrête souvent sous l'influence des lotions au sublimé (50 centigrammes pour
1 litre d'eau).

CCIV. — PSORIASIS

Le psoriasis, il y a quelques années, était rebelle à tous
les traitements. On le guérit aujourd'hui par les frictions
à l'acide crysophanique (vaseline, 30 grammes ; acide crysophanique, 2 grammes).

CCV. — PITYRIASIS

Le pityriasis versicolor, qui est dû à un champignon
(microcosporon furfur), peut être guéri dès son début par
quelques frictions au savon et à la pierre ponce, suivies
de badigeonnages de teinture d'iode.

Le pityriasis simple cède aux lotions boriquées et glycérinées. Quand il siège sur le cuir chevelu, il faut nettoyer
la tête à l'eau de savon chaude et ensuite à la liqueur de
Van Swieten, qu'on laissera sécher sur les cheveux.

CCVI. — ICHTYOSE

En cas d'ichtyose le malade doit se soumettre aux alcalins et aux arsenicaux pendant longtemps. La vaseline boriquée et la glycérine sont encore les meilleurs topiques que nous connaissions pour cette triste et rebelle maladie.

CCVII. — LUPUS

Même prophylaxie que pour la tuberculose (p. 105.)

CCVIII. — TEIGNE. — CCIX. — TRICOPHYTIE

(Teigne tonsurante, sycosis, herpès circiné)

Ces affections ont pour point de départ des végétaux microscopiques et sont extrêmement contagieuses.

Les personnes atteintes doivent être isolées jusqu'à ce qu'elles soient guéries. On peut arrêter le développement de la teigne, de la tricophytie, au début, par les lotions de sublimé et la pommade au turbith minéral.

Les instruments qui ont servi pour la tête des malades (peignes, brosses, tondeuses, ciseaux) doivent être désinfectés avec soin à l'eau bouillante phéniquée. Les personnes qui donnent les soins aux teigneux doivent se laver souvent les mains avec des solutions antiseptiques.

M. Quinquaud résume ainsi la prophylaxie de ces affections :

Dans les établissements d'instruction. — 1° Ne jamais admettre un enfant sans un certificat du médecin; 2° tenir les cheveux courts autant que possible, afin de pouvoir mieux surveiller le cuir chevelu ; 3° nettoyer la tête à l'eau chaude tous les deux jours ; 4° donner à chaque enfant sa brosse et son peigne ; 5° faire inspecter l'établissement tous les quinze jours au moins, mieux vaudrait tous les dix jours, durée d'incubation du tricophyte ; 6° lorsqu'un enfant a la tondante, l'exclure de l'école ou l'isoler complètement et désinfecter les objets qui lui servent.

En ville. — 1° Isoler le teigneux dans le sens strict du mot ; 2° désinfecter ses objets dans une étuve (dix minutes à 150°) ou dans l'eau bouillante (vingt minutes à une demi-heure) (Quinquaud).

CCX. — TEIGNE, PELADE

Cette affection est due à un microcoque qui a été très bien décrit dernièrement par MM. Vaillard et Vincent. Très rebelles, quand elles datent d'un certain temps, ces maladies peuvent être guéries facilement dès leur début, en soignant les régions atteintes par quelques lotions au sublimé au 1000° suivies de frictions et d'un pansement à l'essence de térébenthine ou à l'eau phéniquée à 5 pour 100. Il y a avantage à alterner, tous les huit jours, l'acide phénique et la térébenthine (Vaillard).

La contagion est à craindre et souvent la maladie est transmise par les vêtements ou par les instruments des coiffeurs. Nous ne saurions trop à ce sujet attirer l'attention sur les conseils de M. Vaillard :

« Les instruments du perruquier et particulièrement la tondeuse peuvent servir au transport du parasite ; il importe donc de les désinfecter avec soin.

Le flambage de la tondeuse ou des ciseaux est radical, mais il détrempe l'instrument et, par suite, le détériore.

Mieux vaut le plonger pendant une ou deux minutes dans de l'eau bouillante ; cette courte immersion suffira amplement à tuer un microbe qui ne résiste pas à un chauffage de cinq minutes à 60°.

Les peignes et brosses peuvent être sans inconvénient soumis au même traitement.

Les vêtements sur lesquels tombent les pellicules du cuir chevelu, les fournitures de literie en contact avec la tête du malade et surtout les coiffures peuvent également servir au transport du contage ; leur désinfection n'est donc pas moins indispensable. Pour les vêtements et fournitures de literie, point n'est utile de les soumettre à l'action de la vapeur d'eau sous pression ; leur immersion dans l'eau bouillante suffira à détruire le parasite. Mais ce moyen n'est plus applicable aux coiffures, comme le képi et surtout le shako, qui comportent du cuir dans leur composition. Le cuir, en effet, est gravement détérioré par l'eau bouillante et même par une température beaucoup moins élevée. Après dix minutes d'immersion dans l'eau à 60°, le vernis de la visière du képi est écaillé, fendillé, voire même enlevé, le cuir est déformé et, séchant ultérieurement, il se rétracte et se racornit de la manière la plus disgracieuse.

Les deux moyens suivants assureront la désinfection de ces coiffures sans donner lieu aux mêmes détériorations :

1° L'immersion de la coiffure pendant une heure dans une solution phéniquée à 2 ou 3 pour 100 ;

2° L'immersion pendant dix ou quinze minutes seulement dans une solution phéniquée au 100° maintenue à la température de 40°. On peut employer aussi utilement une solution acide de sublimé au 1000ᵉ. L'expérimentation nous a montré, en effet, qu'une solution phéniquée à 1 pour 100, à la température de 40°, tue en moins de dix minutes le microcoque de la pseudo-pelade. Nous nous sommes assuré par ailleurs que cette courte immersion n'altère en rien le cuir des coiffures. Mais, pour que ce procédé de désinfection soit efficace, il importe, avant de l'appliquer, de nettoyer soigneusement l'intérieur du képi par un lavage au savon noir, afin d'enlever les matières grasses qui le tapissent ; ces dernières, en empêchant le liquide de mouiller le cuir ou l'étoffe, mettraient obstacle à l'action de l'antiseptique et rendraient ainsi la désinfection illusoire. (V.AILLARD, *Arch. de médecine militaire*, 1891.)

Les règlements militaires ordonnent avec raison de tenir les cheveux courts : il est possible ainsi de nettoyer la tête facilement et d'éviter les parasites (*pediculi, favus, tricophyton, microcoques*).

Quand une épidémie de pelade se déclara sur la garnison de Paris en 1888, M. le médecin-inspecteur général Colin conseilla d'isoler les hommes atteints, et prescrivit des mesures hygiéniques que nous croyons très utiles de reproduire ici :

Il fut interdit aux hommes de changer de coiffure.

Chez tous, les cheveux furent coupés ras.

Chez tous également, lotions savonneuses de la tête, tous les deux jours.

L'usage des tondeuses fut supprimé et ces instruments renfermés en magasin.

Les perruquiers reçurent l'ordre de se servir, pour

chaque homme, de la serviette, de la brosse et du peigne personnels, de ne jamais employer de cosmétique, après chaque coupe de cheveux de se laver les mains et de flamber les ciseaux au gaz.

Des précautions spéciales devaient être prises à l'égard du mobilier, et spécialement de la literie des postes occupés chaque soir par les sapeurs-pompiers.

Les différentes administrations, théâtrales ou autres, auxquelles imcombent les fournitures mobilières des postes disséminés en ville, furent invitées à renouveler ces fournitures et à les désinfecter périodiquement par les vapeurs de soufre. En même temps il était prescrit aux hommes de recouvrir chaque soir le traversin avec leur serviette personnelle [1].

Sur la proposition du Comité technique de Santé, le ministre a décidé que les procédés indiqués ci-après seront employés pour obtenir la désinfection des effets de toute nature appartenant aux hommes atteints de pelade, savoir:

1° VÊTEMENTS. — Immersion dans l'eau bouillante.

2° KÉPIS SANS CARCASSE. — Immersion dans une solution phéniquée à 2 ou 3 pour 100. La durée de l'immersion sera d'une heure si la solution est froide ; elle sera, au contraire, de quinze minutes si la solution est maintenue pendant cet espace de temps à 40°.

3° SHAKOS ET KÉPIS A CARCASSE. — Lavage prolongé à la main avec une brosse douce ou une éponge trempée dans une solution phéniquée à 2 ou 3 pour 100, aussi chaude que possible.

Toutes les fois qu'il s'agit d'une coiffure, les parties

---

[1] V. *Arch. de médecine militaire*, t. XII, p. 81, « La pelade dans le gouvernement militaire de Paris, » par M. le médecin-inspecteur L. COLIN.

intérieures de celle-ci devront toujours être dégraissées avant le commencement des opérations de la désinfection.

LITERIE. — 1° *Draps et couvertures*. — Immersion dans l'eau bouillante.

2° *Matelas et traversins*. — Ces objets seront versés à la Compagnie des Lits militaires, qui en assurera la désinfection de la manière suivante : l'enveloppe des matelas et traversins sera décousue et plongée dans l'eau bouillante ; la laine et le crin seront traités par l'acide sulfureux.

Les épidémies de pelade se voient souvent dans les collèges et les pensions. C'est à ce propos que M. Besnier a proposé l'instruction suivante à la suite de son savant rapport académique.

MESURES DE PROPHYLAXIE GÉNÉRALE

I. — Dans tous les établissements publics, asiles, écoles municipales, pensions, lycées, écoles supérieures, corps de troupes, administrations et, généralement, dans toutes les agglomérations, aucun sujet atteint de pelade ne peut réclamer son admission ou sa conservation comme un droit. Cette admission ou cette conservation reste subordonnée aux résultats de l'enquête ouverte par les médecins particuliers à chacun de ces groupes.

Pour les cas où l'intéressé n'accepterait pas la décision de ses médecins ou si ceux-ci déclinaient la responsabilité à encourir, la question serait portée devant une Commission compétente nommée par l'autorité supérieure.

II. — Les mesures de prophylaxie générale doivent être dirigées de manière à protéger les sujets sains contre les contacts médiats ou immédiats avec les régions atteintes de pelade. Les contacts immédiats seront évités en maintenant la tête des peladeux couverte ou, du moins, en oblitérant exactement la surface malade ; les bonnets, les perruques partielles ou totales, les emplâtres agglutinatifs, les enduits de collodion, etc., peuvent être utilisés selon les diverses circonstances.

Sans parler du mode de traitement à employer, qui doit être laissé à la direction absolument indépendante du médecin traitant, il est nécessaire de dire que l'exécution de ce traitement a une importance de premier ordre dans la prophylaxie générale de la pelade. Le sujet peladique, régulièrement traité et soumis à des mesures de propreté convenables, représente le minimum possible du danger pour les sujets sains avec lesquels il peut être mis en rapport.

Pendant toute la durée de la maladie, les peladiques auront les cheveux tenus courts sur toute la tête ; la barbe sera rasée ou coupée rase aux ciseaux ; chaque matin, les parties malades seront exactement lavées à l'eau chaude et au savon sans préjudice des moyens de traitement que le médecin jugera utile d'appliquer. Ces mesures ont pour seul but d'éliminer régulièrement de la surface tout élément qui y serait déposé et qui pourrait être un agent de transmission ; elles sont absolument de rigueur. Il sera prudent de les continuer longtemps après la guérison confirmée, non seulement pour assurer celle-ci, mais encore pour prémunir les sujets sains contre la contamination directe ou indirecte, au cas très fréquent de guérison imparfaite ou de récidive.

On s'attachera avec autant de soins à mettre les sujets sains à l'abri du contact, particulièrement sur la tête ou sur la face avec les objets ayant été en rapport avec les parties malades. On interdira et on préviendra par les mesures appropriées, dans les divers établissements, l'échange des coiffures, la communauté des objets de literie, particulièrement des oreillers, traversins, lits de camp, appuis de tête divers, et l'on devra au moins les recouvrir, si l'on est obligé de s'en servir, de linge appartenant au sujet sain.

Tous les objets ayant été en contact avec la tête des peladiques seront désinfectés, sinon détruits.

Les objets de toilette du sujet malade doivent lui être réservés exclusivement ; il ne serait pas inutile d'aviser les coiffeurs que cette mesure est de rigueur pour tout

client sur la tête duquel existe une plaque de pelade,
maladie qu'ils connaissent très bien. Dans les agglomérations où la tondeuse est en usage, celle-ci sera momentanément abandonnée aussitôt qu'on aura constaté l'existence
d'un peladique dans le groupe auquel elle sert ; en tout
cas, il serait bien de la désinfecter par immersion et mise
en action dans l'huile ou la glycérine portées à l'ébullition ;
les ciseaux ordinaires, imbibés d'alcool, pourront être
aisément et rapidement flambés.

MESURES DE PROPHYLAXIE SPÉCIALE

Chaque sujet atteint fera l'objet d'une enquête médicale
qui aura pour but de rechercher surtout les conditions
dans lesquelles la maladie s'est développée, ses origines
probables ou certaines, et de déterminer la période à
laquelle est arrivée l'affection, ainsi que la multiplicité des
plaques alopéciques et le plus ou moins d'adhérence des
cheveux à l'entour, etc.

Pour les asiles et les écoles de la première enfance, la
non-admission, l'exclusion ou l'isolement effectif seront la
règle, parce que la rigueur de ces mesures n'a pas pour
les enfants de cet âge la même gravité que pour ceux qui
sont plus avancés, et parce qu'il est impossible de compter
en rien sur leur concours.

Dans les écoles primaires, il sera possible d'admettre
les peladiques à la condition qu'ils demeurent séparés
pendant les classes, isolés pendant les récréations, soumis
à un traitement approprié et aux mesures de propreté
ci-dessus indiquées; enfin, qu'ils auront la tête couverte
toutes les fois que l'étendue et le nombre des plaques d'alopécie ne permettront pas d'en faire l'occlusion définitive.

Pour tous les externats, les peladeux peuvent être admis
aux classes et aux cours à des conditions analogues; la
récréation et l'étude en commun sont soumises à une
surveillance particulière sous la direction du médecin de
l'établissement. Ils auront, si les plaques peladiques sont
nombreuses et étendues, la tête couverte par une perruque
ou un bonnet dans les cas moins intenses.

Pour les internats, écoles supérieures, etc., la surveillance pouvant être exercée encore plus utilement par le médécin attaché, et l'âge des sujets pouvant permettre de compter sur leur concours, on ne prononcera la non-admission ou l'exclusion temporaire que rarement et pour des cas particulièrement intenses. Presque toujours les jeunes peladeux pourront être conservés à la condition que leurs parents acceptent les mesures auxquelles ils devront être soumis, la surveillance et les soins du médecin de l'établissement, l'isolement aux récréations et au dortoir, la tête couverte d'une perruque ou d'un bonnet.

Si ces mesures, dont le degré sera réglé par l'intensité de la maladie, ne sont pas applicables dans un établissement particulier, on aura toujours la ressource de conserver les peladeux comme externes.

Dans les agglomérations militaires, l'exécution des règlements en vigueur permet de donner satisfaction à toutes les exigences du service et de préserver les sujets sains, ainsi que cela se pratique dans l'armée de mer et dans l'armée de terre.

CCXI. — GALE

Cette maladie, due à la pénétration d'un parasite (acarus), se guérit très rapidement aujourd'hui par les frictions à la pommade soufrée. On devra la soigner dès le début, c'est-à-dire dès qu'on voit des vésicules et des sillons ayant l'aspect d'une simple éraillure dans les espaces interdigitaux, au poignet, autour des seins et des organes génitaux. Aussitôt après le traitement, le malade changera de linge et de vêtements et fera désinfecter ceux qu'il portait, à l'étuve à vapeur ou à l'acide sulfureux. Les mêmes précautions doivent être prises pour la literie, dans laquelle des acares peuvent rester et donner la gale à d'autres personnes.

CCXII. — CLOU DE BISKRA, DE GAFSA, ETC. — CCXIII. — ULCÈRE ANNAMITE

Ces maladies sont dues à un champignon microscopique (Weber); aussi la meilleure prophylaxie consiste dans les lotions de propreté à l'aide d'un savon antiseptique. On recommandera aussi de ne boire que de l'eau filtrée à travers les bougies Chamberland. Dans les pays chauds, il faut, dès qu'un furoncle apparaît, appliquer sur la région atteinte une compresse imbibée d'une solution de sublimé au 1000°.

SECTION X

—

MALADIES VÉNÉRIENNES

———

CCXIV. — SYPHILIS

La syphilis, dit M. Fournier, doit être placée au nombre des principaux facteurs de la dépopulation. « La seule pensée que le choléra peut arriver en Europe fait frémir bien des gens qui restent presque indifférents en face du péril vénérien. Et, pourtant, la vérole est plus redoutable que le choléra. Si ce dernier frappe vite et fort, il ne frappe pas longtemps. La vérole, au contraire, poursuit sans relâche et d'une façon continue[1]. On ne saurait donc prendre trop de mesures contre le fléau syphilitique.

L'agent d'infection de la syphilis, dans la majorité des cas, est le liquide sécrété par les chancres ou les plaques muqueuses mis en contact avec une légère excoriation de la peau ou des muqueuses.

La salive et le sang des syphilitiques sont des plus virulents. C'est ainsi qu'on a vu, plusieurs fois, la vérole être communiquée par du vaccin pris sur les enfants syphilitiques.

Aussi il est prudent et d'ailleurs plus commode de n'employer que du vaccin de génisse, qu'on prépare très

---

[1] *Pronostic général de la syphilis*, 1883, par BARTHÉLEMY.

bien aujourd'hui et qui peut être très facilement expédié dans des tubes de verre.

Malgré l'emploi du vaccin de génisse, l'opérateur devra stériliser sa lancette toutes les fois qu'il aura fini d'inoculer un sujet (Herveux). C'est qu'en effet un instrument souillé par le sang d'un syphilitique peut communiquer la syphilis. Aussi M. le Prof. Fournier voudrait « que tout vacciné ne fût vacciné qu'avec des instruments à lui, n'ayant touché que lui ». (*Académie de Médecine*, séance du 6 août 1889.) Pour mettre en application ce sage précepte nous recommandons l'usage des vaccinostyles Jenner du Dr Mareschal, qui ressemblent à des plumes métalliques. Ces petits instruments sont d'un prix si infime (deux centimes) qu'on n'hésite pas à les sacrifier, aussitôt qu'on les a employés sur une seule personne.

Pour arrêter la propagation de la syphilis et des autres maladies vénériennes, les femmes prostituées doivent être soumises à une surveillance particulière et être traitées dès qu'elles sont malades.

Cette police sanitaire, mise en usage en France, a rendu de grands services en 1869. M. le Prof. Le Fort a relevé 1,761 cas de maladies vénériennes au compte des prostituées clandestines non soumises aux visites médicales, tandis que la prostitution publique n'en donnait que 780.

« La femme ne peut donner la syphilis que si elle l'a reçue. En équité absolue, les hommes devraient donc aussi être soumis à la surveillance ; mais cette mesure est bien difficile à réaliser ; or, dans la question qui nous occupe, pour obtenir de bons résultats, il faut des choses pratiques. Si l'on n'a pas le bien absolu, qu'on ait au moins mieux que ce qui est. On n'arrête pas tous les voleurs,

est-ce une raison pour les laisser tous libres et impunis?
Il est inutile d'insister sur ce fait que la femme est l'agent
principal de détermination et qu'elle jouit d'une puissance
de rayonnement beaucoup plus étendue que l'homme. »
(Barthélemy.)

Dans l'armée, les hommes sont soumis tous les mois à
une visite de santé faite par le médecin du corps, qui
découvre ainsi des maladies contagieuses et fait donner
des ordres en conséquence. Les militaires qui quittent le
corps par permission, congé, réforme ou retraite, sont
visités et traités, si cela est reconnu nécessaire. (Décret
du 18 décembre 1881.)

« De plus, tout homme atteint de syphilis doit nommer
à ses chefs la prostituée avec laquelle il a attrapé cette
maladie et ceux-ci doivent dénoncer immédiatement cette
femme à l'autorité civile qui, de son côté, est tenue de
faire savoir quelle suite elle a donnée à la dénonciation
qu'elle a reçue (*Circulaire du général commandant la
13ᵉ division*, en date du 20 février 1842) ; l'article 116 du
Décret du 23 octobre 1883, portant règlement sur le service des places, stipule que « le commandant d'armée a
« droit au concours de l'autorité civile pour toutes les
« mesures de recherches et de précautions qu'exige le soin
« de la santé des hommes. »

Les sous-officiers et soldats qui restent plus de quatre
jours sans se présenter à la visite du médecin, étant
atteints de maladie vénérienne, sont punis. L'ensemble de
ces mesures permet, dit M. le médecin-inspecteur Arnould,
de retirer de bonne heure de la circulation environ
cent cinquante contagieux sur mille hommes d'effectif
chaque année. Il est facile de se rendre compte de la

puissance de dissémination vénérienne que ces cent cinquante hommes jeunes porteraient au dehors. (ARNOULD,
Nouveaux éléments d'hygiène.)

Nous croyons devoir donner la copie d'un projet sur la
prophylaxie publique de la syphilis qui a été présenté à
l'Académie de médecine par une Commission composée de
MM. Ricard, Bergeron, Le Roy, de Méricourt, Léon le Fort,
Léon Colin et Alfred Fournier, rapporteur.

I. — PROPHYLAXIE ADMINISTRATIVE. — *Article premier*. —
L'Académie appelle l'attention de l'autorité sur les déve-
loppements qu'a pris la provocation sur la voie publique,
dans ces dernières années notamment, et en réclame une
répression énergique.

Art. 2. — Elle estime qu'il y a nécessité manifeste
d'assimiler à cette provocation de la rue divers modes
non moins dangereux qu'a revêtus, surtout de nos jours,
la provocation publique, à savoir : celle des boutiques,
celle des brasseries dites à femmes et, plus particulièrement encore, celle des débits de vins.

Art. 3. — Elle signale à l'autorité, d'une façon non
moins spéciale, la provocation qui rayonne autour des
lycées, des collèges, et qui a pour résultat l'excitation
des mineurs à la débauche.

Art. 4. — Ces divers ordres de provocation ayant pour
conséquence la dissémination des maladies syphilitiques,
l'Académie réclame des pouvoirs publics un ensemble de
mesures réglant et fortifiant l'intervention administrative
et permettant d'atteindre la provocation partout où elle se
produit.

Art. 5. — La sauvegarde de la santé publique exige
que les filles se livrant à la prostitution soient soumises à
l'inscription et à la surveillance médicale.

Art. 6. — L'Académie émet le vœu que l'inscription des
filles se livrant à la prostitution ne soit prononcée que
sous la sauvegarde du droit commun.

Art. 7. — Toute fille qui sera reconnue, après l'examen

médical, affectée d'une maladie vénérienne sera internée dans un asile sanitaire spécial.

Cet asile sera exclusivement ce qu'il doit être, à savoir un hôpital dont les malades ne pourront sortir qu'après guérison des accidents transmissibles.

Art. 8. — Les filles inscrites seront soumises à une visite hebdomadaire, visite complète et de date fixe.

Art. 9. — Les mesures de surveillance et de prophylaxie qui fonctionneront dans la capitale seront rendues rigoureusement exécutoires dans les départements.

En province, les filles reconnues affectées de maladies vénériennes seront hospitalisées dans un service spécial

Art. 10. — L'interdiction de la provocation sur la voie publique sera absolue, générale, sans exception, même pour les filles soumises à la surveillance administrative

II. — Hospitalisation. — Traitement. — *Art.* 10. — Le nombre de lits affectés au traitement des maladies vénériennes est actuellement d'une insuffisance notoire.

Il sera augmenté dans la proportion reconnue nécessaire par une enquête ouverte à ce sujet.

Art. 12. — Cette augmentation du nombre de lits affectés aux vénériens et aux vénériennes se fera, non pas par la création de services spéciaux dans les hôpitaux généraux, mais par la création de nouveaux hôpitaux spéciaux, lesquels devront toujours être placés en dehors de la zone d'enceinte.

Art. 13. — Les médicaments propres au traitement des maladies vénériennes seront délivrés gratuitement dans tous les hôpitaux, hôpitaux spéciaux ou hôpitaux généraux.

Art. 14. — Un service de consultations gratuites, avec délivrance gratuite des médicaments, sera annexé à l'asile sanitaire spécial destiné au traitement des prostituées vénériennes.

Art. 15. — Dans les hôpitaux spéciaux, la consultation externe sera faite :

1° Pour les malades ne réclamant pas leur admission par un médecin ou un chirurgien du Bureau central ;

2° Pour les malades réclamant leur admission, par les médecins ou les chirurgiens titulaires.

Les médecins ou chirurgiens du Bureau central délégués à ces fonctions ne pourront les résilier avant cinq années d'exercice.

Art. 16. — Dans toute ville de province, tout au moins dans chaque chef-lieu de département, il sera créé un service spécial pour le traitement des affections vénériennes, et les locaux affectés à ce dit service seront aménagés suivant toutes les règles de l'hygiène.

III. — Réformes dans l'enseignement. — Les innovations ou réformes proposées par la Commission sont les suivantes :

Art. 17. — Ouvrir librement tous les services de vénériens ou de vénériennes (y compris ceux de Saint-Lazare) à tout étudiant ou médecin justifiant de seize inscriptions.

Art. 18. — Exiger de tout aspirant au doctorat, avant le dépôt de la thèse, un certificat de stage de trois mois dans un service de vénériens ou de vénériennes.

Art. 19. — Attribuer au concours, et au concours exclusivement, le recrutement du personnel médical chargé du traitement des vénériennes à Saint-Lazare ; et de tout ce personnel intégralement, c'est-à-dire des chefs de service, des élèves internes et des élèves externes.

Art. 20. — Attribuer au concours, et au concours exclusivement, le recrutement du personnel médical chargé de la surveillance des filles inscrites au dispensaire de la salubrité publique.

Art. 21. — Composition du service de Saint-Lazare, ou de l'asile hospitalier qui lui sera substitué, suivant le plan des services de l'Assistance publique ; et utilisation de ces services pour le stage spécial imposé aux étudiants ou médecins dans les hôpitaux spéciaux.

Art. 22. — Les jurys des divers concours dont il vient d'être question pourraient être composés comme il suit :

1° Pour la nomination du médecin en chef :

Un membre de l'Académie de médecine ; un représentant de l'École (professeur ou agrégé) ; trois médecins des hôpitaux spéciaux (Saint-Louis, Lourcine, Midi, Saint-Lazare) ;

2° Pour la nomination des médecins du dispensaire, comme pour celle des élèves internes ou externes :

Quatre médecins du dispensaire, présidés par un membre de l'Académie ;

Art. 23. — Un programme relatif à la détermination des matières devant faire le sujet de ces divers concours sera élaboré par une Commission spéciale.

IV. — Prophylaxie de la syphilis dans l'armée et la marine. — *Art.* 24. — Instituer dans l'armée une série de conférences ayant pour objet d'éclairer les soldats sur les affections vénériennes et les dangers de la syphilis en particulier, sur les bénéfices à attendre d'un traitement scientifique, sur la nécessité d'un traitement prolongé, sur les faits de la prostitution clandestine par les insoumises, les rôdeuses, les bonnes de cabarets, etc.

Ces conférences seraient faites par les médecins militaires de chaque corps.

Elles seraient annuelles et auraient lieu, de préférence, après l'enrôlement des recrues.

Une conférence semblable sera également faite aux réservistes le lendemain de leur arrivée au corps.

Art. 25. — Provoquer, de la part de tout soldat récemment affecté de syphilis, une déclaration relative à la femme dont il a contracté la maladie.

Art. 26. — Consigner les établissements déguisés sous le nom de débits de vins ou de liqueurs et ne constituant, en réalité, que des maisons de prostitution non surveillées ; interdire formellement aux soldats la fréquentation de ces établissements.

Art. 27. — Écarter toute punition du programme prophylactique de la syphilis dans l'armée.

Art. 28. — Supprimer les visites faites en commun et les remplacer par des examens privés, individuels, discrets.

Art. 29. — Instituer un service de police spécial autour

des grands camps, tels que Satory, Saint-Maur, Châlons, etc.

Art. 30. — Prendre toutes les dispositions nécessaires pour assurer au soldat syphilitique, dont le traitement a été commencé à l'hôpital, la faculté de continuer à son corps, sous la direction des médecins de son régiment, le traitement ou la série de traitements ultérieurs indispensables à sa guérison.

Art. 31. — En ce qui concerne la marine, il serait à désirer qu'à bord des bâtiments de guerre une visite médicale de l'équipage fût faite avant l'arrivée dans chaque port, afin d'interdire la communication avec la terre aux hommes qui seraient reconnus contaminés.

Art. 32. — Il est absolument essentiel que, dans toutes les villes du littoral, notamment dans les grands ports de guerre ou de commerce, un service régulier et rigoureux soit institué pour la surveillance et la visite médicale des prostituées afin de prévenir la contamination que contractent si fréquemment les marins dans les ports de relâche ou de débarquement.

V. — Prophylaxie des contagions syphilitiques dérivant de l'allaitement. — *Art.* 33. — Ajouter à la réglementation administrative des Bureaux de nourrices l'article suivant :

Nul n'est admis à prendre une nourrice dans un bureau de placement que sur la présentation d'un certificat médical, certificat garantissant la nourrice contre tout risque d'affection contagieuse qui pourrait lui être transmise par son nourrisson.

La teneur dudit certificat pourrait être conçue à peu près dans les termes que voici :

« Je, soussigné, docteur en médecine, etc., certifie qu'il n'est pas à ma connaissance que les parents de l'enfant X..., auxquels je donne mes soins depuis... (préciser l'époque), soient affectés d'aucune maladie héréditaire qui puisse être transmise à la nourrice chargée d'allaiter cet enfant. »

PROPHYLAXIE DE L'HÉRÉDO-SYPHILIS. — *Question du mariage des syphilitiques.* — La prophylaxie de l'hérédo-syphilis est liée, avant tout, à la question du mariage des syphilitiques. Quelles sont donc les conditions qu'un médecin doit exiger de la part d'un syphilitique (homme ou femme; pratiquement, c'est toujours d'un homme qu'il s'agit) avant de lui permettre le mariage? Ce sont les suivantes (FOURNIER): absence d'accidents syphilitiques actuels; — âge avancé de la vérole (on ne doit tolérer le mariage qu'après un minimum de trois à quatre ans d'un traitement régulier) ; — période d'immunité absolue depuis les derniers accidents (période d'autant plus longue que ceux-ci auront été plus sérieux et jamais inférieure à dix-huit mois ou deux ans); — caractère non menaçant de la syphilis (cette condition vise, d'une part, les syphilis graves précoces ; de l'autre, certaines syphilis qui reviennent incessamment dès que le traitement est suspendu); — traitement spécifique suffisant (trois à quatre ans).

Lorsqu'un syphilitique, ne remplissant pas les conditions précédentes, s'est néanmoins marié, et que sa femme est devenue enceinte, faut-il la traiter? Oui, si elle est contaminée, oui encore, si, bien que non contaminée, elle a eu des grossesses antérieures malheureuses; non, si les couches précédentes se sont bien passées. — Mais, si la femme, non contaminée, est enceinte pour la première fois? Dans ce cas, il faut se baser uniquement sur l'étude de la syphilis du mari (FOURNIER). Ce qu'il faut bien savoir, c'est qu'à l'aide du traitement on arrive à conduire à bonne fin un grand nombre de grossesses.

Syphilis conceptionnelle. — La syphilis conceptionnelle, moins rare qu'on ne le croit, se présente dans les circonstances suivantes, toujours les mêmes : une femme mariée à un syphilitique qui a franchi la période des accidents virulents, et non contaminée, par conséquent, par son mari, devient enceinte : peu après éclatent chez elle des phénomènes ressortissant à la phase secondaire de la vérole. La grossesse se termine, soit par l'expulsion prématurée du fœtus, soit par la naissance d'un enfant syphilitique. Il est bien évident que, dans ce cas, la mère tient sa syphilis de son enfant, c'est-à-dire qu'elle est syphilitique par le fait de la conception. Donc, pas de mariage, ou, tout au moins, pas de grossesse : telle est la prophylaxie de cette forme d'infection spécifique [1] (Maurice Nicolle).

Le chancre infectant est le premier signe de la syphilis. Il n'apparaît que cinq ou six semaines après le coït. On le reconnaît à ses bords indurés donnant au toucher la sensation du cartilage. On peut le constater sur toutes les parties du corps, puisqu'il se forme à l'endroit même où il y a eu inoculation, mais il siège surtout sur les organes génitaux. Il est quelquefois très petit (érosion chancriforme), ce qu'il fait qu'il passe quelquefois inaperçu. En général, il offre à peu près les dimensions d'une pièce de 50 centimes. Bien des personnes atteintes de chancre se figurent n'avoir qu'une écorchure sans importance. Aussi elles continuent à pratiquer le coït et contribuent ainsi par ignorance à répandre la syphilis. C'est pourquoi nous avons cru devoir donner plus haut les principaux caractères du chancre et prévenir du danger de la contagion. A

---

[1] *Guide pratique des sciences médicales.*

la moindre écorchure suspecte, légèrement dure sur les bords, ne cicatrisant pas après quelques jours de traitement, il faut aller consulter un médecin. L'herpès des organes génitaux ressemble un peu au chancre, mais il est douloureux, tandis que le chancre est indolore ; l'herpès ne présente pas de bords indurés et amène plusieurs ulcérations ; le chancre infectant est isolé et dur sur les bords.

Les plaques muqueuses communiquent la syphilis beaucoup plus souvent que le chancre parce qu'elles persistent beaucoup plus longtemps. Ces plaques sont à peu près grandes comme une pièce de 20 centimes; elles présentent un aspect gris blanchâtre et siègent surtout sur la muqueuse des organes génitaux de la femme et sur celle qui tapisse la bouche et l'arrière-gorge.

Les personnes atteintes de plaques muqueuses à la bouche devront bien s'abstenir d'embrasser. Le baiser a été bien souvent une cause de contagion. A la suite de la succion qui se pratique après la circoncision chez les Israélites, des enfants ont quelquefois été atteints de syphilis. La contagion peut se faire par contact indirect, par différents objets que des syphilitiques ont souillés de leur salive. C'est ainsi que la syphilis a été plusieurs fois transmise dans l'opération du tatouage. Voici à ce propos les excellents conseils donnés par le Dr Galtier-Boissière :

Objets de table. — Les verres sont souvent le véhicule de l'infection et des fiancés ont certainement acquis une syphilis avant le mariage, en cherchant à connaître la pensée l'un de l'autre.

Inutile d'insister sur les dangers que présentent les verres des restaurants, des soirées et surtout des bals officiels. Il nous est arrivé de voir ainsi une coupe à champagne passer, sans avoir été rincée, sur les lèvres de cinq individus différents dont un au moins nous était connu comme possesseur de plaques muqueuses de la bouche.

Nous profitons de cette occasion pour appeler l'attention des pasteurs de l'Eglise réformée sur les inconvénients de la communion sous deux espèces, telle qu'elle est pratiquée actuellement. Dans la cérémonie de Pâques, deux à trois cents personnes touchent de leurs lèvres le vase rempli de vin ; qu'une seul ait des ulcérations contagieuses et un immense désastre peut se produire. Le fait est d'autant moins improbable qu'il existe dans la science des exemples de transmission par le saint Ciboire qui sert tous les jours pendant la messe, mais dont l'usage est réservé exclusivement aux ecclésiastiques. Le baiser sur la patène ou sur le Christ, le jour du vendredi saint, offre les mêmes dangers.

Les cuillers et les fourchettes peuvent également être infectés. Si une cuisinière, avant de servir, goûte son potage avec un des couverts placés sur la table, le plus souvent elle se contentera de le remettre où elle l'a pris, sans se croire forcée de le laver. Il faut donc prendre l'habitude d'essuyer soi-même ses ustensiles de table avant de les employer, surtout dans les restaurants. On s'apercevra, au reste, bientôt qu'au seul point de vue de la propreté cette petite pratique est loin d'être inutile.

Dans les bals on s'efforcera de conserver dans un coin quelconque le verre dont on s'est emparé au début. Enfin, dans les cérémonies religieuses, on se bornera à un simulacre, dont le Seigneur, pesant vos bonnes intentions, ne songera jamais à vous punir.

Objets de toilette. — Les éponges, les brosses à dents, les canules des irrigateurs peuvent conserver le virus ; ils devront donc être rigoureusement personnels.

Objets de bureau (coupe papier, porte-plumes, crayons). — On sait combien il est fréquent de voir des personnes sucer, mordiller, mâchonner inconsciemment toutes ces choses en travaillant.

Le Prof. Leloir (de Lille) cite le cas d'un de ses malades qui s'était contaminé avec une colle à bouche dont un commis atteint de syphilides buccales s'était servi à son insu.

D'autre part, une de nos clientes nous a raconté le fait fort instructif que l'on va lire :

« Une jeune fille, voulant prendre une note dans un des grands magasins de nouveautés de Paris, demande à un employé de lui prêter un crayon qu'il portait fréquemment à sa bouche pour qu'il marquât davantage. Six semaines après, le médecin appelé pour soigner le bouton qui venait de lui naître à la lèvre reconnaît un chancre. Le père est d'abord soupçonné et soigneusement examiné ; naturellement, il n'avait rien. Enfin on se souvient de l'incident et le jeune homme retrouvé et interrogé avoue qu'il avait à cette époque des plaques muqueuses à la langue. »

Morale : Ne jamais approcher ses lèvres des objets appartenant à d'autres.

Friandises. — L'éminent professeur de clinique de Paris, M. le Dr Hardy, a cité le fait d'une contamination par une dragée qui avait passé de bouche en bouche.

Pipes, porte-cigarettes. — Un ami qui cache soigneusement sa maladie ou qui ignore avoir en ce moment des plaques muqueuses prête un de ses ustensiles de fumeur. On l'accepte et on s'en sert sans défiance : la syphilis est transmise.

Les *latrines*, souillées involontairement, sont quelquefois la cause d'une contagion. Nous ne saurions donc trop engager ceux qui nous lisent à ne jamais s'asseoir dans les cabinets sans prendre certaines précautions. Le mieux, du reste, serait de ne s'y asseoir jamais, et de s'accroupir simplement comme le font beaucoup d'hommes. Que le luxe du local ne les illusionne pas, et qu'ils se gardent d'oublier combien les domestiques sont souvent sujets à caution.

Barbiers. — Nous engageons nos lecteurs à apporter chaque fois leur instrument chez le coiffeur s'ils ne savent pas se raser eux-mêmes.

Coucher. — Des draps sur lesquels serait tombé du pus provenant de chancre ou de plaques muqueuses peuvent-ils donner la maladie? Nous le croyons, à condition toutefois que la partie du corps mise en contact présente une ulcération, un bouton écorché. La transmission par pièces de pansement vient démontrer la vérité de cette supposition. Il est donc indispensable : 1° de n'accepter de partager la couche d'un ami que lorsqu'on est absolument sûr de lui; 2° de détruire les linges ayant servi à recouvrir les plaies syphilitiques.

Tatouage. — Le Dr Robert a raconté plusieurs cas de contagion par ce procédé. L'opérateur se servait de salive pour délayer l'encre de Chine qu'il employait; de plus, il crachait à plusieurs reprises sur le dessin tracé afin de mieux distinguer les points à piquer. Un autre artiste de ce genre infectait l'aiguille en la tenant entre ses dents pendant son travail.

Instruments de travail et de musique. — Pendant très longtemps la syphilis se répandait entre les verriers forcés d'appliquer successivement leurs lèvres aux mêmes instruments. Aujourd'hui une surveillance mutuelle a mis fin à ce mode de transmission. Des joueurs de flûte se sont trouvés dans le même cas.

III. — Contagion par les nourrices et les nourrissons. — La contamination par ce procédé a amené de véritables épidémies dans certaines localités. C'est ainsi qu'à Capistrello, ville de 3,000 habitants, 300 personnes furent contagionnées. On comprend, du reste, facilement que les enfants à la mamelle soient les derniers à être suspectés.

1° *Contagion par contact direct.* — Deux nourrices ont l'habitude de se retrouver sur le banc d'un jardin public : un jour, l'une, par complaisance, donne le sein à l'enfant de sa voisine; elle a bien une petite ulcération au sein, mais quoi? C'est une « crevasse »; ni elle ni son amie ne s'en préoccupent. Un mois après celui-ci a un chancre à la lèvre. Qui se souvient de l'incident? Le médecin lui-même, certain de la bonne santé des parents, hésite avant de conclure et n'interrompt pas l'allaitement. Quelques jours après la nourrice est à son tour contagionnée. Parfois cela ne s'arrête pas là et la maladie est transmise aux parents, aux amis. Ne voyons-nous pas, ainsi que nous l'avons dit plus haut, des mères embrasser le bouton de leurs enfants pour les guérir?

Dans le peuple, les choses se passent encore plus simplement. Les femmes, obligées de quitter leur nourrisson pour se rendre au travail, le confient à une amie (qu'elles connaissent quelquefois depuis deux jours) et qui se charge de lui faire prendre patience en lui donnant son propre sein, le tout à charge de revanche. C'est ce que notre maître le Prof. Fournier appelle le sein « banal ».

Dans d'autres cas, ce sont deux petits enfants, à la mamelle, que l'on fait gentiment s'embrasser. Le petit ami avait bien quelque chose à la lèvre, mais la malheureuse mère a vu le sein de la nourrice qui est intact. Que dis-je? Cette personne est une de ses connaissances, dont elle est parfaitement sûre et qui ignore elle-même que son enfant a la syphilis. Comment le saurait-elle? Jamais? Elle n'a jamais eu elle-même le plus petit bouton.

C'est ici le lieu de faire connaître une loi qui éclaire ce point d'une façon complète :

1° *Une femme mariée à un homme atteint de syphilis peut avoir un enfant affecté de cette maladie, sans en offrir elle-même aucun signe;*

2° *Cette femme est à l'abri de toute contagion de la part de son enfant si elle l'allaite, bien que celui-ci, par les plaques muqueuses de ses lèvres, puisse syphiliser toute autre personne.*

Le mari n'a pu donner son affection à sa femme, parce qu'il n'avait plus ni chancres ni plaques muqueuses; mais, comme il était encore en puissance de syphilis, son enfant est né en quelque sorte syphilitique et la mère a été en quelque sorte vaccinée par la présence de cet être dans sa matrice. Un nourrisson sain, passant en peu de temps de la mamelle d'une nourrice atteinte de syphilis du mamelon à la mamelle d'uné nourrice saine, peut transporter le virus recueilli sur la première nourrice sur le mamelon de la deuxième et lui donner la syphilis sans être infecté lui-même si son épiderme est intact (LELOIR).

La syphilis peut encore se propager par une nourrice chez laquelle le chancre n'apparaît que plusieurs jours après le commencement de l'allaitement. En effet, la période qui sépare le jour de l'inoculation de l'apparition des premiers accidents est au minimum de quatre semaines. Or plusieurs circonstances ont pu se produire : 1° elle a été la nourrice d'un enfant syphilitique mort au bout de quelques jours et dont elle ignorait ou non la maladie ; 2° elle l'a su ; mais, s'étant empressée de l'abandonner, elle ne se croit pas atteinte et n'avait, en effet, jusqu'ici aucun signe ; 3° son premier enfant était sain ; mais, avant d'entrer en place pour entretenir son lait, elle s'est fait téter par un enfant syphilitique ; 4° son mari l'a infectée depuis lors.

Précautions. — Quelles sont les mesures à prendre contre de tels dangers ?

1° Ne jamais accepter une nourrice avant qu'elle ait été examinée par le médecin de la famille. *La sage-femme est tout à fait incompétente ;*

2° Ne se fier à aucun certificat, même venant des meilleurs amis ;

3° Refuser d'accepter toute femme qui se refusera à un examen absolument complet. (Que de nourrices entrent dans les familles à la faveur de leur teint rose et de leurs dents superbes !)

4° Surveiller et faire surveiller par le médecin toutes les ulcérations du sein. Le lait d'une femme syphilitique ne donne pas la syphilis, mais la moindre écorchure peut la donner ;

5° Se garder de donner le sein à un enfant étranger et défendre rigoureusement aux nourrices d'allaiter d'autres enfants ou de prêter le leur à leurs amies, en les avertissant du péril pour les nourrissons et pour elle-même ;

6° Empêcher les nourrices de voir leur mari, non seulement de crainte que le lait ne passe, mais aussi par crainte d'une contagion possible ;

7° Si la nourrice a interrompu, par suite de mort ou d'une cause quelconque, l'allaitement d'un autre enfant, s'instruire de la maladie à laquelle celui-ci a succombé et aller se renseigner auprès de la mère. En cas de doute, refuser la nourrice sans hésitation, eût-elle de bons certificats pour les places antérieures. A ce propos, M. Duvernet, médecin-inspecteur des nourrices, a proposé dernièrement la réglementation suivante :

1° Toute nourrice sur lieu qui, depuis moins de deux mois, a donné le sein à un nourrisson doit, pour être autorisée à un nouvel allaitement, produire un certificat médical attestant que son nourrisson n'était atteint d'aucune maladie contagieuse ;

2° La nourrice qui n'aura pas été munie de ce certificat pourra y suppléer par un certificat médical daté d'une époque correspondant à un délai de deux mois, à partir du jour où elle aura été séparée de son dernier nourrisson ;

3° Toute personne qui prend dans un bureau de placement une nourrice au sein accepte l'obligation de procurer à cette nourrice, au moment de sa sortie de place, un certificat médical attestant que son nourrisson n'était atteint d'aucune maladie contagieuse.

La formule de ce certificat médical serait inscrite sur le carnet de nourrice. La teneur de l'obligation contractée par les parents ou les ayants droit serait imprimée sur le reçu délivré par les bureaux aux personnes qui prennent une nourrice.

2° *En faisant former les bouts de sein.* — Dans certaines régions, notamment dans le Nord, il existe des femmes se chargeant spécialement de cette besogne, et des affections ont pu être la suite de la maladie de l'opératrice. C'est au mari seul que doit revenir cette tâche dont, certainement, il ne se plaindra pas.

3° *Contagion par contact indirect.* — Des enfants ont contracté en se servant du hochet (pièce en os ou en ivoire qu'ils s'amusent à sucer) appartenant à un petit syphilitique. Il peut en être de même de jouets quelconques qu'ils portent à leurs lèvres ; mais les cas les plus fréquents de transmission indirecte doivent être rapportés à l'usage d'un biberon qu'un syphilitique avait amorcé. Inversement, des enfants ont pu infecter ainsi des parents ou des amis qui avaient voulu leur rendre ce petit service.

Enfin, on peut incriminer l'écoulement provenant d'un rhume de cerveau chez un enfant syphilitique à la mamelle, d'où l'indication de ne pas se servir pour d'autres des linges ou mouchoirs qu'il a employés.

Tout ce qui appartient à l'enfant doit lui être personnel et ne jamais être prêté à d'autres. L'égoïsme individuel peut seul ici assurer le salut.

Traitement préventif. — Un syphilitique vient inconsciemment de syphiliser une personne ; s'il s'en aperçoit *aussitôt*, peut-il la sauver? Nous croyons que, dans ce cas, une cautérisation immédiate au fer rouge doit toujours être essayée et qu'elle réussira quelquefois ; mais c'est seulement dans les premiers instants après le contact que le succès est possible (GALTIER-BOISSIÈRE).

CCXV. — LE CHANCRE MOU

Le chancre mou est contagieux. Les personnes atteintes de cette maladie doivent donc s'abstenir de coït jusqu'à ce qu'elles soient complètement guéries. Afin d'éviter de contracter des chancres mous, l'homme qui est sur le point d'avoir un rapprochement avec une femme suspecte devra se graisser les organes génitaux avec de la vaseline boriquée et se laver après le coït avec de l'eau vinaigrée, ou plus simplement avec son urine.

Les règlements militaires, dont nous avons parlé à propos de la syphilis, trouvent encore leur application pour prévenir la contagion des chancres mous.

Afin d'arrêter les progrès des chancres mous qui peuvent se compliquer d'adénite inguinale, suppurée, de phagédénisme, on devra les soigner de suite par les lotions au sublimé au 1000ᵉ, suivies d'application de poudre d'iodoforme, substance qu'on peut avoir maintenant désodorisée, afin de ne pas incommoder ses voisins et de ne pas attirer l'attention dans un lieu public.

D'après les expériences de M. A. Souplet, le meilleur topique pour guérir les chancres mous est une poudre composée de :

> Chlorure de zinc........................... 1 partie.
> Oxyde de zinc............................. 3 —

Un chancre mou, bien soigné dès le début, ne se complique jamais d'adénite suppurée (BURLUREAUX).

CCXVI. — BLENNORRHAGIE

Cette maladie étant contagieuse, les personnes atteintes de chaudepisse doivent s'interdire tout rapprochement sexuel au moins pendant deux mois.

L'uréthrite blennorrhagique est fréquente dans l'armée; aussi les règlements établis dans le but d'empêcher la dissémination des maladies vénériennes (V. *Syphilis*, nᵒ CCXIV, p. 245) doivent être appliqués dans toute leur rigueur.

Des ordres devront être donnés pour que toutes les femmes des maisons de tolérance soient tenues de se laver les régions sexuelles avec une solution de sublimé au 2000ᵉ.

Cette mesure, déjà appliquée en Belgique, éviterait bien des blennorrhagies.

Les préservatifs en baudruche ou en caoutchouc mince opposent une barrière au plaisir, mais, quoi qu'on en ait dit, garantissent mieux qu'une « toile d'araignée ».

Mais le plus pratique, après un coït avec une femme suspecte, est encore d'uriner. Ce moyen simple est à la portée de tous, tandis qu'il est bien rare d'avoir sous la main des liquides antiseptiques ou des solutions pharmaceutiques dites préservatrices.

On doit bien recommander aux malades de ne pas toucher leurs yeux avec les mains souillées de pus blennorrhagique dont le moindre contact peut occasionner une ophtalmie purulente. (V. *Ophtalmie purulente*, p. 213.)

Afin d'éviter des complications graves, telles qu'*épididymite, orchite, cystite, arthrite, rétrécissement*, les malades doivent se soigner de suite et ne pas attendre une guérison spontanée, sous prétexte qu'ils n'ont qu'un échauffement qui, en somme, est toujours une uréthrite blennorrhagique.

On fera bien de consulter un médecin et non un charlatan ou un pharmacien, comme cela se passe trop souvent. Que de fois les malades, las des cent remèdes qu'ils ont essayés sans résultat, finissent par ne plus rien faire! Que de rétrécissements, de cystites, d'*uréthrites chroniques* (*goutte militaire*) dus à des soins mal compris!

Les injections astringentes en vogue sont bonnes, mais elles ne réussissent pas le plus souvent parce que la plupart des malades ne savent pas se donner une injection. Ils remplissent une seringue ou une poire en caoutchouc de liquide à injecter et poussent fortement l'injection dans le canal. Cette pratique est détestable et, comme l'a fort bien fait remarquer M. le Prof. Guyon, le pus de l'uréthrite, qui d'abord siège dans l'avant-canal, se trouve porté dans l'arrière-canal et communique l'inflammation à la région postérieure du canal et même au col de la vessie.

Avant de se donner une injection, on doit remplir la seringue en verre habituelle du liquide à injecter; mais la première moitié de la seringue seulement doit être injectée doucement pour laver le canal, et la seconde moitié sert ensuite comme injection curative. Cette dernière doit être conservée environ trois minutes. Le patient, pendant qu'il se donne une injection, doit être debout, appuyé contre un meuble, les jambes rapprochées *et non croisées*. Le liquide injecté doit, autant que possible, être chaud. Employé ainsi, son action est beaucoup plus active; il dilate l'urèthre et atteint beaucoup mieux le microbe de la blennorrhagie *(gonococcus)* dans les replis de la muqueuse. Il est nécessaire de se donner une ou deux injections la nuit. Cette précaution est bien rarement observée, ce qui permet aux gonocoques de se reproduire en abondance.

Voici la méthode que nous employons et qui nous réussit à merveille. Le malade prend, à l'intérieur, 3 bols d'opiat au cubèbe et au copahu, matin et soir, ou 3 capsules Mathey-Caylus ou Santal copahu et cubèbe. Nous lui ordonnons de boire beaucoup d'eau boratée (1 gramme de borate de soude pour 1 litre d'eau), substance qui, mieux que toute autre, a la propriété de détruire la septicité de l'urine.

Par ce moyen, la miction est fréquente et balaye souvent le pus mécaniquement. *Après chaque miction, aussi bien le jour que la nuit,* quand le canal est ainsi bien propre et encore chaud, le malade remplit la seringue ordinaire du liquide à injecter préalablement chauffé, s'en injecte la moitié, le laisse échapper, puis enfin s'injecte de nouveau l'autre moitié, qu'il garde trois minutes. Après huit jours de ce traitement, l'écoulement cesse ; mais il faut, malgré cela, le continuer encore quinze ou vingt jours, sous peine de récidive. Comme injections anti-blennorrhagiques, nous donnons la préférence aux deux solutions suivantes :

1° Eau	80	grammes
Glycérine	20	—
Sulfate de quinine	1	—

2° Eau	300	grammes.
Permanganate de potasse	0,15	cent.

Ces injections doivent être employées *le plus tôt possible*. C'est à tort que beaucoup de personnes, même des médecins, pensent qu'on ne doit traiter la blennorrhagie, au début, que par des tisanes et qu'il faut « laisser couler ». Cette méthode surannée doit disparaître depuis que les derniers travaux de bactériologie ont démontré que la blennorrhagie ne siège guère qu'à l'extrémité du canal dans les premiers jours. « La blennorrhagie, dit le Dr Burlureaux [1], professeur agrégé au Val-de-Grâce, est tout d'abord une maladie locale, et il y a gros à parier que, si le médecin intervenait convenablement avec les injections de sulfate de quinine, on ne verrait jamais survenir d'orchite ni de rhumatisme blennorrhagique, car, en somme, le microbe de Neisser n'a pas une bien grande tendance envahissante, à preuve la rareté relative des complications d'ordre infectieux de la blennorrhagie et l'époque tardive où elles apparaissent ; il est bien probable, au contraire, qu'il quitte rarement ses repaires, sauf quand il est transporté mécaniquement, aux yeux, par exemple, par une

---

[1] « Généralités sur les maladies contagieuses du soldat » (V. *Archives de médecine militaire*, mai 1890).

injection maladroite, et l'on incline de plus en plus à penser que les diverses complications attribuées à la blennorrhagie sont dues à des ennemis de la deuxième heure, hôtes habituels du canal de l'urèthre. »

On doit donc, dès qu'on voit la moindre gouttelette de pus, user sans crainte des injections, qui peuvent être abortives sans être caustiques. Les solutions de nitrate d'argent mal employées peuvent être dangereuses, mais celles de permanganate de potasse ou de sulfate de quinine, telles que nous les avons formulées plus haut, sont inoffensives pour les malades et réussissent souvent à juguler l'uréthrite blennorrhagique en tuant les gonocoques.

Une chaudepisse qu'on laisse couler, au début, peut durer des années!

CCXVI bis. — AFFECTIONS DES ORGANES GÉNITO-URINAIRES DE LA FEMME

Nous conseillons les lotions avec des solutions au thymol ou au borax (20 grammes pour 1000). Ces soins de propreté évitent bien des petites misères : *vulvites*, *vaginites*, *métrites*. Pendant la grossesse, les injections sont proscrites, mais les lotions tièdes avec les solutions citées plus haut doivent être recommandées plus que jamais pour éviter le *prurit vulvaire* qui devient quelquefois intolérable.

Dans la crainte d'un *avortement*, les bains chauds devront être défendus impitoyablement aux femmes enceintes. Les bains tièdes seront permis.

Dans les premiers mois de la grossesse, les bains frais ne sont pas nuisibles pendant la belle saison. Les bains de pieds trop chauds devront aussi être interdits.

Constipation pendant la grossesse. — Pour empêcher cette complication si fréquente de la grossesse, la meilleure méthode est d'avoir recours au clysopompe. Les purgatifs répétés seraient dangereux. La rhubarbe et la magnésie sont des laxatifs inoffensifs qu'on doit employer quand les lavements à l'eau de son ne suffisent pas.

Septicémie puerpérale (Voy. *Fièvre puerpérale*, p. 58). — Prendre les plus grandes précautions antiseptiques pendant l'accouchement. Le médecin ou la sage-femme qui doivent le pratiquer ne touchent qu'après s'être lavé les mains au savon et au sublimé. Les doigts doivent être graissés avec de la vaseline au sublimé.

Après l'accouchement, pratiquer quelques injections chaudes avec une solution de sublimé à 0 gr. 25 de sublimé pour 1 litre d'eau. Les médecins et les sages-femmes ne devront pas faire d'accouchement s'ils soignent des malades atteints d'érysipèle, de furoncle, de fièvre puerpérale ou de septicémie chirurgicale.

Affections vénériennes. — Même prophylaxie que pour l'homme. (V. p. 245.) Insister sur les lotions au sublimé au 2000°.

SECTION XI

—

LÉSIONS TRAUMATIQUES

—

CCXVII A CCXXXVIII

Appliquer des pansements antiseptiques, afin d'éviter les septicémies chirurgicales, accidents autrefois si fréquents. (V. *section* XIII, p. 288.)

Les règles de l'antisepsie sont aujourd'hui trop connues de tous les médecins pour que nous les décrivions ici; nous nous contenterons d'indiquer les solutions antiseptiques les plus employées et recommandées par M. Lucas-Championnière.

```
1° Sublimé............................ 1 ou    2 grammes.
   Chlorure de sodium...................    1      —
   Eau..................................  1000     —
2° Acide phénique........................   50     —
   Glycérine............................    50     —
   Eau .................................   950     —
```

On augmente considérablement la valeur antiseptique de ces solutions en ajoutant 1 gramme d'acide tartrique par litre, de façon à empêcher les précipités d'albuminate.

Il est aujourd'hui démontré en bactériologie que l'élévation de température active considérablement l'action microbicide des solutions antiseptiques. Ainsi des solutions chaudes de sublimé à 1 gramme pour 1,500 grammes d'eau sont aussi puissantes que des solutions froides au 1000°.

Ce fait est très important à connaître et devra être mis en pratique toutes les fois qu'il sera nécessaire d'irriguer de vastes surfaces et qu'il y aura lieu de redouter des accidents d'intoxication par le liquide antiseptique employé.

Voici, en quelques mots, la méthode généralement adoptée pour les pansements antiseptiques :

1° Laver la plaie avec la solution de sublimé au 1000°, après avoir assuré l'hémostase ;

2° Drainer et suturer, si on le juge nécessaire ;

3° Saupoudrer la plaie avec un peu d'iodoforme bien pulvérisé ;

4° Appliquer une compresse de gaze iodoformée qu'on recouvre successivement de ouate hydrophile, d'un tissu imperméable (taffetas gommé, mackintosh) et de ouate ordinaire ;

5° Maintenir le tout à l'aide d'une bande taillée dans de la tarlatane antiseptique.

Avant de pratiquer un pansement ou de faire une opération quelconque, il est de rigueur de bien désinfecter les instruments (V. p. 288) et de se laver les mains avec du savon et un liquide antiseptique.

Premiers soins a donner aux blessés. — Instruction adoptée par le Conseil d'Hygiène publique et de Salubrité du département de la Seine :

1° Dans tous les cas, relever le blessé ou le malade avec précaution et le conduire ou le transporter sur un brancard au poste le plus voisin, ou dans le lieu le plus rapproché où il puisse être secouru ;

2° En cas de plaie, si le médecin tarde à arriver, et s'il paraît y avoir du danger, il faut découvrir doucement la partie blessée, en coupant, s'il est nécessaire, les vêtements avec des ciseaux, afin de s'assurer de l'état de la blessure. On lavera celle-ci avec des tampons de ouate hydrophile trempée dans la solution phéniquée et on la recouvrira avec de la gaze iodoformée ou avec de la gaze au salol, maintenu par du coton et une bande;

3° S'il n'y a qu'une simple coupure et que le sang soit arrêté, on doit rapprocher les bords de la plaie et les maintenir en cet état à l'aide de bandelettes de baudruche gommée ou de sparadrap;

4° En cas de contusion ou de bosse sanguine il faut appliquer, sur la partie des compresses d'eau fraîche, avec addition d'extrait de Saturne, une petite cuiller d'extrait de Saturne, pour un verre d'eau; à défaut d'extrait de Saturne, on peut mettre du sel commun. Ces compresses seront maintenues en place au moyen d'un mouchoir ou de tout autre bandage, médiocrement serré, et on les arrosera fréquemment, afin de les tenir humides, avec le mélange indiqué ci-dessus;

5° S'il y a perte de sang abondante ou hémorragie par une plaie, on devra chercher à l'arrêter, en appliquant sur cette plaie soit des morceaux d'amadou, soit des gâteaux de charpie, soutenus au moyen de la main, d'un mouchoir ou de tout autre bandage, qui comprime suffisamment sans exagération.

Si le sang s'échappe très abondamment et que le blessé soit pâle, défaillant, on exercera une forte compression sur la plaie par-dessus le pansement et à l'aide de la bande hémostatique en caoutchouc;

6° Si le blessé crache ou vomit du sang, il faut le placer sur le dos ou sur le côté correspondant à la blessure, la tête et la poitrine légèrement élevées, doucement soutenues, et lui faire prendre, par petites gorgées, de l'eau fraîche ou mieux encore de petits fragments de glace.

Les plaies qui fournissent ainsi du sang seront fermées au moyen d'un morceau de gaze au salol posé sur elles, et d'une couche de compresses de ouate hydrophile et d'un bandage. Des compresses trempées dans l'eau fraîche pourront, en outre, être appliquées sur la poitrine ou sur le creux de l'estomac ;

7° Dans le cas de brûlure, il faut conserver et replacer avec le plus grand soin les parties d'épiderme soulevées ou en partie arrachées et les recouvrir de vaseline boriquée.

On percera les ampoules avec une épingle et on fera sortir le liquide. On couvrira ensuite la partie avec du coton hydrophile ;

8° Dans le cas de foulure ou d'entorse, il faut plonger, s'il est possible, la partie blessée dans un vase rempli d'eau fraîche et l'y maintenir pendant très longtemps, en renouvelant l'eau à mesure qu'elle s'échauffe. Si la partie ne peut être plongée dans l'eau, il faut la couvrir ou l'envelopper de compresses imbibées d'eau, que l'on entretiendra fraîches au moyen d'un arrosement continuel ;

9° Dans toute lésion d'une jointure il faut éviter avec le plus grand soin de faire exécuter au membre malade aucun mouvement brusque et étendu. On placera et on soutiendra ce membre dans la position qui occasionne le moins de douleur au blessé, et on attendra ainsi l'arrivée du chirurgien ;

10° Dans le cas de fracture, il faut éviter aussi d'imprimer au membre aucun mouvement ; pendant le transport du blessé, on doit le porter ou le soutenir avec la plus grande précaution.

S'il s'agit du bras, de l'avant-bras ou de la main, on placera le membre dans la gouttière destinée à cet usage.

Si la lésion existe à la cuisse ou à la jambe, il importe, avant tout, d'immobiliser le membre tout entier, en le plaçant dans la gouttière pour le membre inférieur préalablement garnie de ouate ;

11° Dans le cas de syncope ou perte de connaissance, il faut, tout d'abord, desserrer les vêtements, enlever ou relâcher tous les liens qui peuvent comprimer le cou, la poitrine ou le ventre. On couchera ensuite le malade horizontalement et on s'efforcera de le ranimer au moyen de fortes aspersions d'eau fraîche sur le visage, de frictions avec du vinaigre sur les tempes et autour du nez. On pourra passer rapidement un flacon d'ammoniaque sous les narines, on fera des frictions sur la région du cœur avec de l'alcool camphré ou toute autre liqueur spiritueuse : ces secours doivent quelquefois être prolongés longtemps avant de produire le rappel à la vie. Si le malade a perdu beaucoup de sang et s'il est froid, il faut réchauffer son lit et pratiquer par-dessous la couverture et sur tout le corps des frictions avec de la flanelle.

Lorsque la syncope commence à se dissiper et que le malade reprend ses facultés, on peut lui faire avaler de l'eau sucrée avec quelques gouttes d'alcool de mélisse ou de vulnéraire.

Lorsque la perte de connaissance complique des blessures considérables au crâne, il faut se contenter de placer le blessé dans la situation la plus commode, la tête médiocrement soulevée et soutenue avec soin, maintenir la chaleur du corps, surtout des pieds, en attendant l'arrivée du médecin.

Si le blessé est dans un état d'ivresse qui paraisse dangereux par l'agitation extrême qu'il excite, ou par l'anéantissement profond des forces qu'il détermine, on peut lui administrer par gorgées, à quelques minutes d'intervalle, un verre d'eau légèrement sucrée, avec addition d'une cuillerée à café d'acétate d'ammoniaque. L'administration de cette préparation pourra être répétée une fois, s'il en est besoin.

Il importe de se rappeler qu'un nombre trop grand de personnes autour des individus blessés ou autres, qui ont besoin de secours, est toujours nuisible. Pour être efficaces, ces secours doivent être donnés avec calme et appropriés exactement aux différents cas spécifiés dans la présente instruction.

A ces conseils nous croyons devoir ajouter quelques détails au sujet des hémorragies et des fractures.

HÉMORRAGIES. — Quand la compression directe faite sur la plaie (tamponnement), comme l'indique l'article 5 de la précédente instruction, ne suffit pas pour arrêter l'écoulement sanguin, il faut avoir recours, en attendant le chirurgien, à la compression indirecte. On comprime l'artère principale du membre blessé, entre la plaie et le cœur. Le moyen le plus simple est de faire usage du compresseur à baguettes décrit dans le *Manuel du brancardier militaire*.

« Le tourniquet à baguettes est formé de deux baguettes résistantes (de $0^m,20$ à $0^m,25$ pour le bas ; de $0^m,35$ à $0^m,40$ pour la cuisse), aux extrémités desquelles on fait une encoche et dont les deux autres extrémités sont attachées ensemble par un lien solide (ficelle, bout de bande ou de corde), de façon à laisser entre elles un écartement un peu moindre que le diamètre du membre.

Le brancardier n° 1 place les baguettes, l'une perpendiculairement au trajet de l'artère, l'autre dans la même direction et du côté opposé. Il saisit ensuite les deux extrémités libres, les rapproche en exerçant peu à peu une pression suffisante pour arrêter l'hémorragie ; le brancardier n° 2 les réunit avec un lacs. »

La pression des baguettes étant un peu douloureuse, on la rend plus supportable en plaçant une petite compresse au-dessous de chaque bâtonnet. Cet appareil a sur les autres l'avantage de ne pas comprimer toute la circonférence du membre et d'éviter, par conséquent, le gonflement. Il est très facile à improviser. Il peut, au besoin, être appliqué par un seul brancardier et ne nécessite pas des connaissances absolument exactes sur le trajet des artères, puisque la compression est faite sur toute une face du membre et non sur un point limité comme la pelote ou le garrot.

Il peut être appliqué sur les vêtements.

Ce compresseur très ingénieux et d'une simplicité rare arrête très bien les hémorragies et est bien mieux supporté que les liens circulaires ou le classique garrot. Le compresseur à baguettes pourrait au besoin rendre de grands services à un opérateur n'ayant pas sous la main des aides capables d'exercer la compression digitale.

Les points les plus favorables pour la compression des artères sont : pour le membre supérieur, le côté interne du bras, en dedans du biceps, au niveau du tiers supérieur du bras, au-dessous du bord antérieur de l'aisselle; pour le membre inférieur, la partie supérieure et antérieure de la cuisse, un peu au-dessous du pli de l'aine. Les battements de l'artère indiquent sa direction : faciles à saisir au bras, ils se sentent moins à la réunion du tiers moyen avec le tiers interne de la cuisse. On sera certain d'être sur le trajet de l'artère si la compression par les doigts suspend l'hémorragie. (Voy. *Manuel du brancardier militaire*.)

FRACTURES. — Il ne faut jamais transporter un blessé atteint de fracture sans immobiliser le membre dans une bonne position; autrement on s'expose à transformer une fracture simple en une fracture compliquée. Souvent, en effet, c'est pendant le transport du blessé que la peau située au voisinage de la fracture se trouve perforée par la pointe d'un fragment osseux qui fait saillie.

« Aussi, deux indications sont, tout d'abord, à remplir en attendant l'intervention du médecin :

1° *Redresser le membre* s'il est déformé : pour cela on saisit avec les deux mains la partie inférieure du membre au-dessous de le fracture et on la ramène lentement et avec précaution dans sa direction normale. Il est inutile de chercher à obtenir un contact parfait des fragments : c'est là affaire du chirurgien; ces tentatives demandent des connaissances spéciales et pourraient être plus nuisibles qu'utiles faites par des mains inexpérimentées, qui devront s'arrêter à la moindre douleur du patient, à la moindre résistance demandant d'eux un effort.

2° *Immobiliser la fracture.* — Dans les fractures du membre supérieur, il suffit de maintenir l'avant-bras avec une écharpe (cravate, mouchoir), qui prend son point d'appui sur le cou. L'avant-bras, fléchi à angle droit, est maintenu horizontalement, le poignet étant un peu plus élevé que le coude. Il est utile, dans les fractures de l'avant-bras, que tout l'avant-bras et la main soient embrassés et soutenus par l'écharpe.

Dans les fractures du bras, le bras doit être fixé à la poitrine par quelques tours de bande ou avec un mouchoir, en même temps que l'avant-bras est maintenu par une écharpe. Dans les fractures de la main et du poignet les parties seront maintenues par une écharpe pliée en cravate ou une compresse dont les extrémités seront fixées à la capote.

Le membre peut encore être soutenu en passant la main dans la capote en partie déboutonnée ou avec la manche du même vêtement, qui, disposée à la manière d'une écharpe, embrasse l'avant-bras d'arrière en avant, ou bien encore avec le pan de la capote qui, relevé et porté en avant, contourne l'avant-bras et passe derrière le cou pour revenir à la partie antérieure de la poitrine où il est fixé à l'un des boutons de la capote. Ces modes de contention ne seront employés qu'à défaut de mouchoirs ou de cravates.

Les fractures du membre inférieur peuvent être maintenues à l'aide d'attelles, de mouchoirs, de cravates ou autres liens. On emploiera, de préférence, l'appareil suivant : le membre étant ramené dans une bonne direction et maintenu à chaque extrémité par deux hommes, deux autres placeront en dedans et en dehors du membre des tuteurs ou attelles séparés du membre lui-même à l'aide de coussins remplis de balle d'avoine, de son, ou bien à l'aide de paille ou de foin, etc., et le tout sera fixé avec des liens (rubans de fil, mouchoirs, cravates, courroies de sacs, etc.), également espacés et modérément serrés.

Les attelles doivent avoir une longueur proportionnée à celle du membre fracturé. Elles peuvent être fabriquées instantanément avec des planches ou remplacées par des baguettes de bois, de la paille, disposées en faisceaux, et même des fragments de l'armement. Le fusil fournit une bonne attelle pour la cuisse; la baïonnette et son fourreau, deux attelles convenables pour la jambe.

Si l'on ne peut disposer que d'une attelle, le membre sain rapproché du membre fracturé sera lié avec lui et remplacera l'attelle interne.

On peut encore se servir, pour soutenir le membre, de la couverture de campement, de la capote, du manteau du blessé, qui seront roulés ou pliés et mis sur les côtés du membre fracturé.

Pour mieux assujettir le membre fracturé et l'empêcher de se renverser en dehors, on peut, après avoir mis un appareil à fracture, réunir les deux membres ensemble avec deux ou trois courroies ou autres lacs, placés à différentes hauteurs, et dont un, embrassant la partie inférieure des jambes au niveau des malléoles, est croisé en avant des deux et fixé à leur face plantaire.

Les gouttières en fil de fer ou en zinc laminé constituent de bons appareils à fractures, mais il est difficile de les avoir toujours à sa disposition : il en est de même pour les autres appareils en usage dans les hôpitaux. Une botte de paille, disposée en forme de gouttière, un paillasson un drap ou une couverture pliée et roulée sur ses deux côtés peuvent les remplacer [1].

Les plaies par coup de feu, qu'on voyait autrefois en temps de guerre se compliquer de pyohémie, de pourriture d'hôpital et de tétanos, ne seront plus exposées de nos jours à ces accidents, grâce aux procédés antiseptiques qui seront appliqués même sur le champ de bataille. Chaque soldat sera porteur d'un paquet ainsi composé : « Un plumasseau carré de $0^m,10$, fait d'étoupe purifiée et bichlorurée (au bichlorure de mercure à 2 pour 100) et entourée de gaze bichlorurée; une compresse rectangulaire en gaze bichlorurée, de $0^m,45$ de longueur sur $0^m,22$ de largeur, pliée en 8, pour former soit un carré de $0^m,11$, soit une compresse demi-longue de $0^m,22$ sur $0^m,11$, soit une compresse longue de $0^m,45$ sur $0^m,11$; d'un tissu imperméable, souple, de $0^m,30$ de longueur sur $0^m,15$ de largeur, et pourvu au milieu d'une encoche indiquant comment il doit être déchiré en cas de blessure double; d'une bande en tarlatane souple de 4 mètres de longueur sur $0^m,06$ de largeur; de deux épingles de sûreté. Le tout est contenu dans une première enveloppe en tissu imper-

[1] V. *Manuel du brancardier militaire* et *Manuel d'hygiène militaire*, par Viry, p. 296 et *sq.*

méable, collée sur ses bords, entourée elle-même d'un papier imperméable, parcheminé, fixé par une ficelle. » Une instruction sommaire inscrite sur le paquet en indique le mode d'emploi.

Ce pansement pourra être appliqué rapidement et facilement et suffira pour protéger les plaies contre les germes infectieux.

Les chirurgiens militaires, dit M. le Prof. Chauvel, doivent avoir, dans la méthode antiseptique, une telle confiance qu'ils n'hésitent jamais à en imposer à leurs infirmiers, à leurs aides, la plus stricte exécution.

« C'est à ce prix seulement qu'ils en assureront les bienfaits à leurs blessés ; c'est par cette exécution rigoureuse qu'ils pourront, dans l'encombrement qui suit les batailles, éviter le développement de ces épouvantables épidémies de septicémie foudroyante, de pyohémie, de pourriture d'hôpital, dont leurs anciens ont gardé le triste souvenir. » (*Archives de médecine militaire*, t. IX, p. 81.)

La chirurgie rigoureusement antiseptique n'est nullement compliquée : *Elle peut se faire partout avec le matériel le plus variable, le plus divers et le plus simple* (L.-Championnière).

Les solutions les plus pratiques en campagne pour laver les plaies sont celles qui sont préparées avec du sublimé. Ce produit est véritablement le roi des antiseptiques et il a l'avantage d'être le moins coûteux et le moins encombrant.

Le pansement doit, autant que possible, être rare. « Le meilleur moyen de simplifier les pansements antiseptiques dans l'armée est l'adoption pour la chirurgie du panse-

ment occlusif et permanent après lavage antiseptique. »
(Audet, *Archives de médecine militaire*, t. V.)

Un dernier précepte qu'il ne faut pas oublier, c'est d'éviter de laver trop souvent les plaies, ce qui nuit à leur cicatrisation « Autant il a été nécessaire, dit M. L.-Championnière, le jour d'une opération, de laver une plaie avec soin, d'en toucher tous les recoins avec l'antiseptique choisi, surtout quand on n'emploie pas de pulvérisateur, autant il est indispensable, une fois que l'opération est faite, de ne plus rien irriter. Après les pansements, on ne doit faire ni lavage ni injections ; on essuiera les parties et surtout la périphérie de la plaie avec une compresse mouillée de liquide antiseptique, on retirera le drain pour le laver antiseptiquement, le nettoyer, le remettre en place après l'avoir raccourci ; les lavages et injections de plaies n'ont d'utilité que lorsque les plaies sont injectées et suppurent, ce qui ne doit pas être. » (*Journal de médecine et de chirurgie pratiques*, t. LVII.)

SECTION XII

—

MALADIES CHIRURGICALES NON CLASSÉES

———

CCXXXIX. — EXCORIATIONS, ABCÈS ET AUTRES ACCIDENTS LOCAUX ET LÉGERS CONSÉCUTIFS AUX MARCHES

La première précaution pour éviter ces accidents est d'être bien chaussé.

La question des chaussures est de la plus haute importance.

Pendant la campagne de 1870-1871, plus de 11,000 hommes ont été indisponibles pour des accidents imputables à la chaussure. « Les souliers ont pour l'infanterie l'importance que les chevaux ont pour la cavalerie. » (Maréchal Niel.)

« C'est la nation qui donnera à ses troupes les meilleurs souliers qui aura l'avantage, car elle conservera toujours des hommes disponibles pour la marche. » (Maréchal de Saxe.)

Conditions d'une bonne chaussure. — De bonnes chaussures doivent :

1° Avoir la forme du pied ;

2° Protéger le pied contre les corps extérieurs, tels que

le sable, la boue et les pierres ; le préserver de l'humidité, tout en permettant l'évaporation de la sueur ;

3° Laisser la liberté des mouvements physiologiques ;

4° Ne pas avoir d'aspérités ni de plis à l'intérieur ; être suffisamment grandes pour ne pas s'opposer à l'allongement et à l'élargissement que subit le pied pendant la marche ;

5° Il faut toujours exiger 1 centimètre de plus que la longueur du pied reposant sur le sol.

Jusqu'à présent, la chaussure qui paraît la meilleure est le brodequin napolitain avec la semelle rationnelle de Meyer, dont la forme est basée sur l'anatomie du pied.

M. le médecin-major de 1re classe Collin a proposé d'adopter des chaussures à talons élastiques composés en partie de caoutchouc. Cette modification nous paraît des plus heureuses pour diminuer les ampoules et amoindrir la fatigue qui résulte de la trépidation occasionnée par le choc du talon pendant de longues marches. (*Archives militaires*, 1891.)

Pour entretenir la souplesse des chaussures nous recommandons tout spécialement l'enduit Tourraine ainsi composé :

Suif de mouton	120 grammes.
Axonge	60 —
Cire jaune	30 —
Huile d'olive	30 —
Térébenthine	30 —

La nourriture Mironde, employée dans les magasins militaires, est aussi très bonne.

Soins a donner aux pieds. — Les conseils suivants donnés par les règlements militaires sont excellents (article 358, infanterie, Décret du 28 décembre 1887):

« Avant de faire une marche, les hommes s'assurent que leurs effets ne les gênent pas ; ils se munissent des ingrédients nécessaires pour parer aux accidents de la marche. Ils veillent surtout à la chaussure, qui doit avoir été portée et brisée, souple aux pieds, dont les ongles, cors ou durillons peuvent être une cause de douleur. Les hommes susceptibles de se blesser graissent avec du suif, la veille de chaque marche, les parties délicates.

Les pieds doivent être l'objet de soins constants. Dès qu'une partie quelconque est pressée douloureusement, il faut remédier à la gêne produite en quittant les chaussures, s'il est possible, et graisser fortement avec du suif la partie lésée et la partie de chaussure qui frotte. S'il y a écorchure, il faut entourer la plaie solidement et sans pli avec une bande imbibée d'eau blanche et graisser le linge extérieurement, de manière à adoucir le frottement.

Les hommes qui ont des ampoules doivent les traverser d'un fil graissé, au moyen d'une aiguille ; laisser le fil dans l'ampoule et graisser ensuite avec du suif.

Chaque jour, à l'arrivée, on doit se nettoyer les pieds avec un linge légèrement humide et les essuyer. Il ne faut pas laver les pieds à grande eau. »

L'eau de savon alcoolisée, l'eau blanche, une solution faible d'alun sont très utiles pour ces lavages. L'alcool pur dans lequel on fait dissoudre du savon est tout particulièrement recommandé. Les chaussettes de laine fine, qui forment un tissu élastique, protègent parfaitement le pied du frottement du cuir, surtout quand elles sont bien ajustées et enduites de suif.

La vaseline est bonne, mais ne vaut pas l'alcoolé de savon.

En résumé, voici ce que nous conseillons aux fantassins, aux chasseurs, à tous ceux enfin qui doivent faire une longue marche :

1° Se frotter les pieds avec un peu de savon et de l'alcool camphré (l'eau de Cologne, le cognac, le rhum peuvent remplacer l'alcool camphré);

2° Mettre des chaussettes de laine fine bien ajustées;

3° Graisser ses chaussettes extérieurement avec du suif ou de la vaseline ;

4° Graisser le cuir des chaussures à l'extérieur. Quand il y a *ampoule*, il faut la traverser par un fil, comme le conseille le règlement, mais cette petite opération ne doit se faire qu'à l'arrivée ; il faut bien se garder de marcher avec un fil passé à travers l'ampoule. Dans ce cas, le fil ferait l'office de séton et transformerait l'ampoule en une petite plaie suppurante.

Les bains de pieds chauds enlèvent merveilleusement la fatigue, les porteurs japonais usent très souvent de ce moyen, mais on ne peut les permettre que si l'on ne doit pas marcher le lendemain, parce qu'ils attendrissent les chairs et prédisposent aux excoriations.

Les bains de pieds froids exposent aux mêmes inconvénients à moins de les rendre astringents en ajoutant à l'eau un peu d'extrait de Saturne. Toute excoriation, avant d'être fermée par du diachylon, par de la baudruche, par du collodion ou par un linge, devra être nettoyée avec un liquide antiseptique (alcool camphré, eau phéniquée ou solution de sublimé au 1000°). On évitera ainsi des complications sérieuses telles que : *lymphangite, adénite, suppuration*, etc.

La *transpiration exagérée des pieds* prédispose aux excoriations; cette infirmité devra toujours être soignée. Il n'est nullement dangereux, comme on le répète communément, de guérir la transpiration des pieds. Ce qui est malsain, c'est de garder cette maladie si gênante et si répugnante.

On peut empêcher la sueur des pieds par les moyens suivants :

1° Frictions au sous-nitrate de bismuth ;

2° Badigeonnages avec un mélange (parties égales) de glycérine et de perchlorure de fer ;

3° Saupoudrer avec :

Acide salicylique............................	3 parties.
Amidon	10 —
Talc......................................	87 —

Cette poudre est employée dans l'armée allemande.

Les cors gênent très souvent pour la marche ; on peut les détruire facilement par le topique ci-dessous :

Collodion..................................	5 grammes.
Acide salicylique..........................	1 —

(VIGIER.)

Badigeonner le cor tous les deux jours avec l'extrémité d'une allumette trempée dans ce liquide ; laisser évaporer quelques minutes. Le huitième ou le dixième jour, prendre un bain de pied bien chaud pendant trente minutes et faire sauter le cor avec l'ongle.

Nous recommandons aux marcheurs d'avoir soin de couper les ongles des orteils en carré et non dans les coins afin d'éviter l'ongle incarné. Il est souvent nécessaire d'interposer un peu de ouate entre l'ongle et les chairs.

CCXL. — EXCORIATIONS, ABCÈS, CONTUSIONS ET AUTRES ACCIDENTS LOCAUX ET LÉGERS DU CAVALIER

Pour éviter ces accidents si fréquents chez les jeunes cavaliers, nous recommandons tout spécialement d'appliquer aux genoux, à la partie interne des cuisses et sur la région fessière, les préparations au tannin.

1° Vaseline	30 grammes.	
Tannin	4	—
2° Eau	100	—
Tannin	1	—

Cette dernière préparation n'a pas l'inconvénient de graisser les vêtements.

Avant d'appliquer ces substances, il est bon de lotionner la région avec une solution alcoolique de savon.

Dans la cavalerie, un grand nombre de militaires sont arrêtés au début de leurs classes par des furoncles, des excoriations, de l'ecthyma. Pour éviter ces accidents en grande partie, il suffirait d'ordonner aux recrues de se laver les régions les plus exposées aux frottements avec du savon et de se lotionner ensuite avec la solution de tannin indiquée plus haut. Cette solution pourrait être distribuée sans qu'il en résulte une grande dépense.

CCXLI. — TARSALGIE (V. *Rhumatismes*, p. 134). — **CCXLII. — FURONCLES. — CCXLIII. — ANTHRAX**

On peut souvent faire avorter un furoncle ou un anthrax en arrachant les poils qui le recouvrent et en le badigeonnant ensuite de teinture d'iode ou en le recouvrant d'un pansement au sublimé au 1000°.

Pour éviter une série de furoncles on doit prendre un purgatif salin à l'apparition d'un premier furoncle et lotionner les parties qui l'environnent avec une solution de sublimé au 1000° après un premier lavage à l'eau de savon chaude.

CCXLIV. — PHLEGMONS
(Abcès)

Ces affections, la plupart du temps d'origine microbienne, ne sont habituellement que la conséquence des plaies mal soignées. Les pansements antiseptiques (V. p. 268) au sublimé, de préférence, forment donc la base de leur prophylaxie.

CCXLV. — PANARIS

Soigner la moindre piqûre des doigts, à l'aide d'un pansement antiseptique.

Quand le panaris commence à se former, on peut souvent le faire avorter en mettant la partie malade dans un doigt de gant rempli d'onguent napolitain.

CCXLVI. — ONYXIS
(Ongle incarné)

Couper les ongles en carré et non dans les coins. Plus on coupe les coins de l'ongle, plus ce dernier s'enfonce dans les chairs. Éviter des chaussures trop étroites. Au début de l'ongle incarné, interposer entre l'ongle et les chairs un peu de ouate antiseptique.

CCXLVII. — TUMEURS

Aucune prophylaxie.

CCXLVIII. — ULCÈRES

Les ulcères se produisent, le plus souvent, à la suite des varices mal soignées. Le meilleur moyen de les éviter est de porter des bas à varices quand les veines sont variqueuses.

CCXLIX. — MAL PERFORANT

Pas de prophylaxie.

SECTION XIII

—

ACCIDENTS DES PLAIES

———

CCL. — ÉRYSIPÈLE DIT CHIRURGICAL. — CCLI. — PYOHMIE ET SEPTICÉMIE· — CCLII. — POURRITURE D'HOPITAL. — CCLIII. — GANGRÈNE. — CCLIV. TÉTANOS.

Presque toutes, pour ne pas dire toutes, ces maladies sont dues aux microbes pathogènes (septicémies chirurgicales). Aussi doivent-elles être rangées, plus que toutes les autres, dans la catégorie des affections évitables, grâce à la méthode antiseptique appliquée dans toute sa rigueur au traitement des plaies, comme nous l'avons indiqué au sujet des lésions traumatiques. (V. p. 268.) Pour faire de l'antisepsie il ne suffit pas d'appliquer les pansements antiseptiques comme le font encore beaucoup de médecins. Il faut que les mains et les instruments de l'opérateur et des personnes qui pratiquent le pansement soient aseptiques. Les mains sont rendues aseptiques par des lavages à l'eau chaude et au savon suivis de lotions avec les solutions antiseptiques au sublimé ou à l'acide phénique, que nous avons indiquées plus haut. (V. p. 268.) Les instruments, les pinces principalement, servent bien souvent de véhicules aux germes pathogènes. Aussi est-il indispensable de les stériliser. On stérilise parfaitement les instruments par l'autoclave, par le flambage et par l'immersion dans l'eau bouillante. L'autoclave ne se trouve pas partout et a l'inconvénient de détériorer les manches en bois.

L'immersion dans l'eau bouillante doit durer quinze à vingt minutes. Le flambage abîme les tranchants, mais convient très bien pour les pinces et les sondes cannelées.

En combinant les antiseptiques à la chaleur on stérilise très rapidement tous les instruments. Aussi c'est cette dernière méthode qui paraît la plus simple et la meilleure. Des instruments plongés dans l'eau bouillante phéniquée (5 grammes d'acide phénique pour 100 grammes d'eau) sont désinfectés en moins de cinq minutes (VAILLARD). Ce moyen sera surtout précieux en temps de guerre.

La désinfection des manches s'obtient en immergeant les instruments pendant quinze minutes dans la solution froide.

Pour les instruments entièrement métalliques, M. le Dr Maljean conseille l'immersion pendant quinze minutes dans de l'eau bouillante contenant 1 pour 100 de carbonate de soude. Cette solution a la propriété de dissoudre la rouille et l'albumine qui protègent les germes infectieux.

Pour éviter le *tétanos*, nous recommandons tout spécialement de bien nettoyer les plaies qui contiennent de la terre, car on sait aujourd'hui que le microbe de Nicolaier, qui produit cette terrible complication, se trouve à la surface du sol. Grâce aux pansements rigoureusement antiseptiques, on évitera, presque à coup sûr, le tétanos, car il est prouvé aujourd'hui, depuis les travaux de MM. Vaillard et Vincent, que le bacille tétanique n'est dangereux que s'il est associé aux microbes pyogènes. Quand, par malheur, un blessé est atteint d'une affection septicémique, on devra l'isoler le mieux possible et prendre les précautions recommandées pour l'antisepsie médicale. (V. p. 1.)

« L'antisepsie du malade qui est la source du contage, celle du linge et des effets qui sont mis à son service, des objets mobiliers, avec lesquels il est mis en rapport, de ses *excreta* de toute nature et de ses *ingesta* doit être l'objet des préoccupations constantes du médecin hygiéniste. » (LINON, *Archives de médecine militaire*, t. XVII, p. 401.)

Les linges et objets sans valeur qui ont été contami-minés doivent être brûlés, les autres seront désinfectés. (V. *Notice sur la désinfection*, p. 6, et *Antisepsie médicale*, p. 1.)

Au sujet de l'*érysipèle*, M. le Prof. Verneuil donne d'excellents conseils de prophylaxie qui peuvent s'appliquer aux autres septicémies chirurgicales.

« 1° Les médecins de la ville s'efforceront, autant qu'il sera en leur pouvoir, de soigner à domicile les érysipélateux de leur clientèle et prendront vis-à-vis d'eux les mesures capables d'empêcher la contagion et le développement des petites épidémies locales ; 2° si les malades sont forcés d'entrer à l'hôpital, où je n'admets pas qu'on puisse les refuser, ils seront isolés aussitôt dans des salles spéciales pour ne point infecter les salles communes, faire naître les petites épidémies et reproduire l'endémie ; 3° si l'isolement n'est pas réalisable, faute des salles spéciales, ce qui est encore le cas pour la presque totalité de nos hôpitaux, on s'efforcera, au moins, de créer autour du malade une sorte de cordon sanitaire, comme le voulait M. Gosselin, en éloignant de lui, autant que possible, les autres blessés, en le plaçant dans les derniers lits de la salle, etc. ; 4° on traitera enfin l'érysipélateux du dehors par tous les moyens capables d'abréger le mal, de détruire les germes du contage, ou d'empêcher au moins leur dispersion. Les

pansements antiseptiques sont ici indiqués plus que jamais ;
on aura recours, en particulier, à la pulvérisation phéniquée prolongée, qui a le double avantage d'agir topique-
ment sur l'érysipèle et de créer entre l'érysipélateux et ses
voisins une sorte d'atmosphère aseptique (le sublimé paraît
avoir une action plus efficace encore en application locale) ;
5° contre l'érysipèle intérieur les précautions ne seront ni
moins nombreuses ni moins efficaces. On évitera, d'abord,
toutes les manœuvres exercées sur les plaies et qui font si
souvent naître l'érysipèle ou la lymphangite par auto-
inoculation. On emploiera l'antisepsie sous toutes ses
formes et avec tous ses procédés dans les cas de blessures
et de plaies, et surtout dans les opérations cavitaires ;
6° si, malgré tout, un cas se développe dans l'intérieur,
on le placera, si c'est possible, dans une chambre
d'isolement, sinon on lui appliquera l'isolement relatif
indiqué plus haut et on instituera, de suite, le traitement
par la pulvérisation phéniquée, sans préjudice des médi-
cations internes indiquées : éméto-cathartique, boissons
acidulées, alcoolature d'aconit, etc. ; 7° toutes les précautions antiseptiques et les applications externes de même
nature seront continuées longtemps après la disparition
de l'exanthème, la contagiosité de celui-ci se prolongeant
pendant toute la période de desquamation. D'autre part,
pour arriver plus rapidement à la disparition de cette
complication, il faudra, un jour ou l'autre, que, loin de
repousser les érysipèles extérieurs, on les appelle en
quelque sorte à l'hôpital, dès que l'on possédera des salles
d'isolement et que la thérapeutique de l'érysipèle aura
accru sa puissance. Il ne faut pas oublier, enfin, que les
mesures prophylactiques qui diminueront le nombre des
érysipélateux atténueront le pronostic général de la maladie, à la condition toutefois que le malade soit indemne
de toute tare organique. » (*Séance de l'Académie de médecine du 24 février* 1885.)

SECTION XIV

ACCIDENTS PRODUITS PAR L'ACTION DIRECTE DE LA CHALEUR OU DU FROID

CCLV, CCLVI. — ÉRYTHÈME SOLAIRE, INSOLATION
(Coup de soleil, coup de chaleur)

Recouvrir la coiffure d'une étoffe blanche qui servira en même temps de couvre-nuque. On peut, au besoin, remplacer le couvre-nuque par un mouchoir blanc flottant interposé entre la tête et la coiffure. Dans les pays chauds le casque en liège est de rigueur.

Des feuilles fraîches mises dans l'intérieur de la coiffure garantissent bien aussi des insolations et du coup de chaleur.

Le coup de chaleur est surtout à craindre par les temps lourds, c'est-à-dire quand l'air est un peu agité et chargé d'humidité. Quand la marche a lieu dans ces conditions, il faut laisser boire, au besoin ordonner de boire toutes les demi-heures, mais quelques gorgées seulement. Si grands que soient les dangers de l'ingestion d'eau le corps étant en sueur, ils sont hors de proportion avec ceux du coup de chaleur, accident qui devient imminent quand l'eau fait défaut dans le sang. Il sera très utile de couper l'eau avec du café.

Les liqueurs alcooliques devront être absolument inter-
dites, parce qu'elles prédisposent aux accidents cérébraux.
« Excitant d'abord, puis par réaction stupéfiant, l'alcool
n'est que le masque d'un tonique. » (CHASSAIGNE, EMMERY,
DESBROUSSE.)

Dans les colonnes en marche, il faut recommander aux
hommes de desserrer leurs vêtements. *La cravate sera
enlevée et la capote complètement déboutonnée en bas*, les
revers repliés comme ceux d'un habit : l'air qui entoure
la poitrine pourra ainsi se renouveler plus facilement[1].
L'importance de la façon de porter le vêtement et l'équipement ressort clairement du fait suivant rapporté par le
médecin anglais Mak Cléan : « Le 98ᵉ, en Chine, prit part,
le 21 juillet 1858, à l'attaque de Chio-Keang-Fod ; *les
hommes étaient entièrement vêtus à l'européenne* et la
chaleur était excessive ; un grand nombre d'entre eux
s'affaissèrent sur eux-mêmes la face contre terre ; quinze
environ moururent à l'instant même, tandis que les soldats
du 18ᵉ régiment irlandais, ainsi que ceux du 49ᵉ et 55ᵉ,
qui prirent part aussi à l'affaire et furent aussi exposés
aux rayons du soleil que ceux du 48ᵉ ne perdirent aucun
homme de la même manière. La seule raison de ce fait,
c'est qu'ils avaient marché à l'ennemi et combattu sans
leur fourniment de cuir et portaient leur tunique entièrement déboutonnée[2]. » On défendra, au moment de la halte,
de se coucher sur la terre aux endroits non ombragés.
C'est près du sol que la chaleur est la plus intense.

Quand les hommes quittent le rang fréquemment,

---

1 V. Conférence faite au 131ᵉ régiment d'infanterie sur l'hygiène des
marches, par le Dʳ G. DELAMARE, médecin-major de 1ʳᵉ classe.
2 *Dictionnaire de Dechambre*, vol. XXI, 1878, p. 771.

quand ils donnent des marques de lassitude extrême, il vaut mieux faire halte en plein soleil que d'essayer d'atteindre sans arrêt le cantonnement, si peu éloigné qu'il soit.

Quand la marche est longue et qu'il est impossible d'arriver avant la grande chaleur, c'est-à-dire avant dix heures, il faut marcher lentement. Il importe peu d'arriver deux ou trois quarts d'heure plus tard et on évite ainsi les coups de chaleur.

Les haltes horaires de dix minutes sont indispensables. Il faut même les prolonger de cinq minutes quand la chaleur est exceptionnelle. La veille des jours de marche, on doit se coucher de bonne heure. Le besoin de sommeil est indiscutable au même titre que le besoin d'aliment.

« La retraite sera sonnée de bonne heure, les cafés et les cabarets seront consignés ; des patrouilles assureront la tranquillité du cantonnement. » (G. Delamare.)

La durée du repos doit être en rapport avec la fatigue et avec la quotité des déperditions qui en résultent. Il est bon de partir au petit jour, mais marcher la nuit est extrêmement fatigant, parce qu'on ne peut éviter ni les aspérités du sol, ni les pierres qui occasionnent des faux pas très pénibles.

La fixation de l'étendue des marches à 22 kilomètres en moyenne par jour est conforme aux données de la physiologie. Dans l'armée, les marches forcées sont presque toujours suivies d'accidents et ont pour résultat une augmentation d'entrants aux hôpitaux, surtout si les soldats les font avec une nourriture insuffisante.

Les jours de marche, une bonne alimentation est indispensable. « Un principe élémentaire, dit le général Lewal,

est de proportionner la quantité de nourriture au travail
imposé. Il vaut mieux nourrir les hommes que de les soigner. » Les grandes haltes doivent être faites lorsque
l'étendue à franchir dépasse 25 kilomètres et toutes les
fois que la fatigue des troupes sera augmentée par des
chaleurs excessives. Elles servent non seulement au repos,
mais aussi à la nourriture. Il est avantageux de fixer
cette grande halte aux deux tiers de la route; la seconde
partie de l'étape étant la plus pénible doit être la plus
courte. (Général LEWAL, *Études de guerre*.)

Il faut, autant que possible, éviter le stationnement
prolongé, au point d'arrivée, pour la distribution des
ordres et des billets de logement. C'est là que tombent le
plus souvent les hommes qui, dans l'espoir d'arriver au
lieu de repos, ont fait les derniers efforts pour gagner le
point de rassemblement.

Nous avons vu qu'il était nécessaire, pendant les marches
par une grande chaleur, de boire souvent et peu à la fois;
aussi, afin de ne pas être exposé soit à la privation d'eau,
soit à l'obligation d'user d'eau stagnante et malsaine, le
soldat ne devra jamais quitter un courant d'eau salubre
sans avoir renouvelé sa provision en remplissant son
bidon. (*Instruction du Conseil de Santé*.) Autant que faire
se peut, les colonnes en marche doivent être précédées
d'un détachement chargé de faire préparer de l'eau pour
la boisson dans les localités où l'on passe. « Le maire et
les habitants seront invités à mettre sur les bords de la
route des récipients, tels que baquets, tonneaux défoncés,
seaux, cruches, arrosoirs, etc., en bon état de propreté,
auxquels les hommes puissent rapidement remplir leurs
bidons tout en restant en ordre de marche. On veillera

soigneusement à ce qu'en aucun cas les hommes ne s'abreuvent directement et en abondance aux ruisseaux et aux fontaines. Les accidents les plus fâcheux et la mort suivent souvent ces imprudences. Les mesures les plus sévères seront prises, pour empêcher et réprimer l'alcoolisme pendant la route. » Quelle que soit d'ailleurs la nature de la marche exécutée, les chefs de colonne ne perdront pas de vue qu'ils sont responsables de la santé des troupes placées sous leurs ordres. A cet effet, ils devront tenir compte des circonstances atmosphériques et ne pas hésiter à faire preuve d'initiative, soit pour raccourcir la marche quand ce sera possible, soit pour la couper par une grande halte ou un long repos; sauf à rentrer ou à arriver plus tard à leur garnison ou au gîte d'étape. Les médecins des corps de troupes feront aux officiers, sous-officiers, brancardiers et infirmiers régimentaires des conférences sur les accidents produits par la grande chaleur et sur les premiers soins à donner aux hommes atteints d'insolation.» (Note ministérielle 1890.)

Signes et traitement du coup de chaleur. — Nous croyons utile de dire quelques mots sur les principaux signes et sur le traitement du coup de chaleur. Des soins prompts et intelligents peuvent sauver des hommes qui, laissés sans secours, seraient voués à une mort certaine.

Signes prodromiques du coup de chaleur. — Le coup de chaleur est imminent quand la chaleur excessive de la peau, les sueurs profuses s'accompagnent d'un fort mal de tête, d'une constriction énergique au creux de l'estomac et d'un besoin fréquent d'uriner. A ce moment, il faut que le malade sorte du rang, et il se remettra assez vite sous l'influence d'ingestion d'eau, du relâchement des vêtements et de lotions fraîches sur la tête et sur la poitrine.

Coup de chaleur confirmé. — Les sueurs qui couvraient la face et la poitrine se tarissent, la peau devient sèche, les lèvres se collent et le cœur bat de plus en plus vite et de plus en plus faiblement. La respiration est anxieuse, haletante, le malade enfin perd connaissance et tombe. On a décrit plusieurs formes de coup de chaleur. La division que nous avons adoptée est basée sur la coloration du visage et sera vite comprise par tout le monde :

1° Le coup de chaleur à *mine rouge (forme congestive)*;

2° Le coup de chaleur à *mine pâle (forme syncopale)*;

3° Le coup de chaleur à *mine bleue (forme asphyxique)*.

Disons tout de suite que le coup de chaleur à mine rouge est le plus fréquent.

Dans le coup de chaleur à *mine pâle*, il faut laisser la tête en bas, de façon à ramener le sang qui manque au cerveau, comme dans les syncopes ordinaires.

Dans les coups de chaleur à *mine bleue*, il faut, pour empêcher les symptômes asphyxiques, faire la respiration artificielle par l'élévation répétée des bras au-dessus de la tête. Le malade est couché sur le dos et la tête et le haut du corps un peu élevé. La bouche doit être maintenue ouverte.

En présence du coup de chaleur à *mine rouge* (celui en somme qu'on aura le plus souvent à traiter), il faut porter le malade dans un lieu frais, lui maintenir la tête élevée, le faire boire s'il peut encore déglutir, relâcher tous ses vêtements, et veiller à ce qu'il soit le moins possible entouré de curieux qui empêcheraient l'accès d'air pur. On fera rapidement des lotions prolongées d'eau froide sur la tête, la poitrine et, au besoin, sur tout le corps. Il est bon de faire respirer un peu d'ammoniaque pendant quelques secondes et de frictionner les tempes avec du vinaigre.

CCLVII. — BRULURES

Rien à dire au point de vue prophylactique. Nous conseillons seulement les pansements à la vaseline boriquée, excellent topique qui sauve souvent des accidents septicémiques.

CCLVIII. — ENGELURES. — CCLIX. — CONGÉLATIONS PARTIELLES

Garantir de l'air les extrémités (doigts, orteils, oreilles) par des badigeonnages au collodion. Les onctions à la vaseline boratée (vaseline, 10 grammes; borax, 1 gramme) ou au pétrole sont aussi très bonnes.

Les parties congelées ne doivent jamais être approchées du feu, sous peine de les voir frappées de gangrène. On doit les réchauffer progressivement. Des frictions seront faites d'abord avec de la neige ou de l'eau froide et ensuite avec de l'eau tiède dont on augmentera la température de dix en dix minutes, jusqu'à ce qu'elle atteigne 30° centigrades. On terminera par des frictions sèches et l'enveloppement dans de la ouate ou de la flanelle.

CCLX. — ACCIDENTS GÉNÉRAUX PRODUITS PAR LE FROID

Pour éviter ces accidents, il faut porter de bons vêtements de laine et accroître la résistance de l'économie par une bonne alimentation, dans laquelle on fera prédominer les aliments dits calorifiques, tels que les corps gras, le thé et le café. Les liqueurs alcooliques sont plus nuisibles qu'utiles. Recommander l'exercice et le mouvement qui prévient l'engourdissement des membres et entretient la chaleur des organes.

Ces moyens combattent aussi l'envie de dormir qui devient excessive. Malheur à celui qui ne peut triompher du sommeil. Quiconque s'assied s'endort et ne se réveille plus.

« Lorsque le froid est très vif et qu'il tombe de la neige, les marches doivent se faire en colonne serrée et les étapes doivent être courtes; car la fatigue vient vite dans ces conditions et il faut s'attacher à ne laisser personne en arrière : Tout homme qui s'arrête et qui s'endort est mort. » (A. LAVERAN.)

Les hommes congelés sont souvent frappés de mort apparente; et il ne faut pas désespérer trop vite de les ramener à la vie. On doit les ramener par la respiration artificielle (V. p. 167) et par de vigoureuses frictions. On ne doit réchauffer le corps que lentement et progressivement. Les frictions doivent d'abord être faites avec de l'eau froide, ainsi que nous l'avons dit à la page 298. On ne doit faire du feu dans la pièce où se trouve une personne congelée que lorsque le corps a recouvré entièrement sa chaleur naturelle.

Quand le malade commence à pouvoir avaler, on lui fait prendre une infusion de thé tiède légèrement alcoolisé.

APPENDICE

Règlement relatif aux prescriptions hygiéniques dans les écoles primaires

L'arrêté ministériel suivant, pris en 1893 par le Ministre pour prévenir et combattre les épidémies dans les écoles primaires, présente un intérêt considérable pour tous les médecins.

CHAPITRE PREMIER

MESURES GÉNÉRALES A PRENDRE POUR ÉVITER L'ÉCLOSION DES MALADIES CONTAGIEUSES

ARTICLE PREMIER. — Les écoles doivent être pourvues d'eau pure (eau de source, eau filtrée ou bouillie). L'eau pure seule sera mise à la disposition des écoles.

ART. 2. — Les cabinets d'aisances des écoles ne doivent pas communiquer directement avec les classes. Les fosses doivent être étanches et le plus possible éloignées des puits.

ART. 3. — Pendant la durée des récréations et le soir après le départ des élèves, les classes doivent être aérées par l'ouverture de toutes les fenêtres.

ART. 4. — Le nettoyage du sol ne doit pas être fait à sec par le balayage, mais au moyen d'un linge ou d'une éponge mouillée promenée sur le sol.

Art. 5. — Hebdomadairement, il est fait un lavage du sol à grande eau et avec un liquide antiseptique. Un lavage analogue des parois doit être fait au moins deux fois par an, notamment aux vacances de Pâques et aux grandes vacances.

Art. 6. — La propreté de l'enfant est surveillée à son arrivée.

Chaque enfant doit se laver les mains au lavabo avant son entrée en classe après chaque récréation.

CHAPITRE II

MESURES GÉNÉRALES A PRENDRE EN PRÉSENCE D'UNE MALADIE CONTAGIEUSE

Art. 7. — Le licenciement de l'école ne doit être prononcé que dans les cas spécifiés à l'article 14. Auparavant l'on doit recourir aux évictions successives et employer les mesures de désinfection prescrites ci-après.

Art. 8. — Tout enfant atteint de fièvre doit être immédiatement éloigné de l'école ou envoyé à l'infirmerie dans le cas d'un internat.

Art. 9. — Tout enfant atteint d'une maladie contagieuse confirmée doit être éloigné de l'école et, sur l'avis du médecin chargé de l'inspection, cette éviction peut s'étendre aux frères et sœurs dudit enfant, ou même à tous les enfants habitant la même maison.

Art. 10. — La désinfection de la classe est faite soit dans l'entre-classe, soit le soir après le départ des élèves. Elle comprend : le lavage de la classe (sol et parois) avec une solution antiseptique; la désinfection par pulvérisa-

tion des cartes. et objets scolaires appendus au mur; la
désinfection par lavages des tables, bancs, meubles, etc.;
la désinfection du pupitre de l'élève malade; la destruction par le feu des livres, cahiers, etc., de l'élève malade
et des jouets ou objets qui auraient pu être contaminés,
dans les écoles maternelles.

Art. 11. — Il est adressé à la famille de chaque enfant
atteint d'une affection contagieuse une instruction sur les
précautions à prendre contre les contagions possibles et
sur la nécessité de ne renvoyer l'enfant qu'après qu'il
aura été baigné et lavé plusieurs fois au savon et que
tous ses habits auront subi soit la désinfection, soit un
lavage complet à l'eau bouillante.

Art. 12. — Les enfants qui ont été malades ne rentre-
ront à l'école qu'avec un certificat médical et après qu'il
se sera écoulé, depuis le début de la maladie, une période
de temps égale à celle prescrite par les instructions de
l'Académie de médecine.

Art. 13. — Dans les cas où le licenciement est reconnu
nécessaire, il est envoyé à chaque famille, au moment
du licenciement, un exemplaire de l'instruction relative à
la maladie épidémique qui l'aura nécessité.

CHAPITRE III

MESURES PARTICULIÈRES A PRENDRE POUR CHAQUE MALADIE
CONTAGIEUSE

Art. 14. — Sur l'avis du médecin-inspecteur, les
mesures suivantes doivent être prises, conformément aux
indications contenues dans le rapport adopté par le

Comité consultatif d'Hygiène annexé, lorsque les maladies ci-dessous désignées sévissent dans une école :

Variole. — Éviction des enfants malades (durée : 40 jours). — Destruction de leurs livres et cahiers. — Désinfection générale. — Revaccination de tous les maîtres et élèves.

Scarlatine. — Éviction des enfants malades (durée : 40 jours). — Destruction de leurs livres et cahiers. — Désinfection générale. — Licenciement si plusieurs cas se produisent en quelques jours malgré toutes précautions.

Rougeole. — Éviction des enfants malades (durée : 16 jours). — Destruction de leurs livres et cahiers. — Au besoin licenciement des enfants au-dessous de six ans.

Varicelle. — Évictions successives des malades.

Oreillons. — Évictions successives de chacun des malades (durée : 10 jours).

Diphtérie. — Évictions des malades (durée : 40 jours). — Destruction des livres, des cahiers, des jouets et objets qui ont pu être contaminés. — Désinfections successives.

Coqueluche.— Évictions successives (durée : 3 semaines).

Teignes et pelades. — Évictions successives. — Retour après traitement et avec pansement méthodique.

Les mesures hygiéniques suivantes devront être prises avant de permettre la rentrée dans les établissements scolaires :

1° Lotions nasales, buccales et pharyngées avec des solutions antiseptiques; bains savonneux et frictions générales portant même sur le cuir chevelu ; désinfection rigoureuse à l'étuve à vapeur sous pression des vêtements que l'élève avait au moment où il est tombé malade.

2° *a.* La chambre d'isolement devra être soigneusement

aérée. Les parois et les meubles seront lavés avec une solution de sublimé au 1000ᵉ. Les objets de literie et les rideaux seront passés à l'étuve ainsi que les matelas.

b. L'élève qui aura été atteint, en dehors d'un établissement d'instruction publique, de l'une des maladies contagieuses énumérées dans ce rapport ne pourra être réintégré que muni d'un certificat de médecin constatant la nature de la maladie et les délais écoulés, et attestant que cet élève a satisfait aux prescriptions ci-dessus énoncées.

TABLE ALPHABÉTIQUE DES MATIÈRES

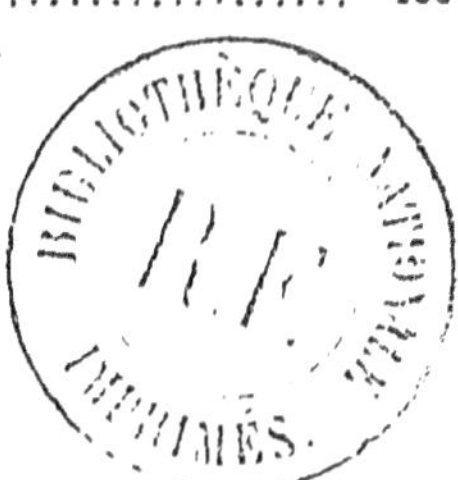

GEORGES CARRÉ, ÉDITEUR

PARIS. — 3, Rue Racine, 3. — PARIS

BARADUC (H.). — **La force vitale.** Notre corps vital fluidique ; sa formule biométrique. 1 vol. in-8 carré, de 224 pages, avec figures.   4 fr.

BUNGE, professeur à l'Université de Bâle. — **Cours de chimie biologique et pathologique,** traduit de l'allemand par le Dr Jacquet. 1 vol. in-8 raisin, de VIII-396 pages ....   12 fr.

BURGGRAEVE (A.), professeur émérite de l'Université de Gand. — **Guide du médecin dosimètre.** 1 vol. in-8 raisin, de XXVI-768 pages.   6 fr.

CROOKSHANK (Edgard-M.), professeur au King's College. — **Manuel pratique de bactériologie** (basée sur les méthodes de Koch). Traduit de l'anglais par M. Bergeaud. 1 vol. in-8, de 300 pages, avec 32 planches en couleur et 44 gravures sur bois...........................   24 fr.

DUBOIS (Raphaël), professeur de physiologie générale et comparée à l'Université de Lyon. — **Anesthésie Physiologique** et ses applications. 1 vol. in-8 carré de VIII-200 pages, avec figures......... .....   4 fr.

FUCHS (T.), professeur à l'Université de Vienne. — **Manuel d'ophtalmologie,** traduit sur la 2e édition allemande par les Drs Lacompte et Leplat. 1 vol. in-8 raisin, de XVI-816 pages, avec 178 figures...   24 fr.

GUÉRIN, professeur à la Faculté de médecine de Nancy. — **Traité d'analyse chimique** et de recherches toxicologiques. 1 vol. in-8 raisin, de 500 pages, avec 5 planches en chromolithographie et de nombreuses figures dans le texte................................ .. ..   15 fr.

HARLEY, professeur à l'University College. — **Traité des maladies du foie.** Ouvrage traduit de l'anglais par le Dr Paul Rodet. 1 vol. in-8, de XII-474 pages, avec figures....................................   16 fr.

HUBERT (Eugène), professeur à la Faculté de médecine de Louvain. — **Accouchements.** Gynécologie et déontologie. 4e *édition*, 2 vol. in-8 raisin, d'ensemble 1,396 pages, avec 359 figures...............   28 fr.

JAKSCH (Rudolph), professeur à l'Université de Gratz. — **Manuel de diagnostic des maladies internes** par les méthodes bactériologiques, chimiques et microscopiques. Trad...t de l'allemand par L. Moulé. 1 vol. in-8 raisin, de 400 pages, avec 108 figures en noir et en couleur.   18 fr.

KUBORN (P.), assistant d'anatomie à l'Université de Liège. — **Guide de dissection** et résumé d'anatomie topographique. Adaptation française du manuel d'anatomie pratique de D.-J. Cunningham, professeur à l'Université de Dublin. 1 vol. in-16, de XXXII-382 pages, avec figures.   7 fr. 50

LUYS (J.), membre de l'Académie de médecine, médecin de la Charité. — **Leçons cliniques sur les principaux phénomènes de l'hypnotisme** dans leurs rapports avec la pathologie mentale. 1 vol. in-8 raisin. de XVI-288 pages, avec 13 planches en photogravure...........   12 fr.

MOLL (Albert). — **Les Perversions de l'Instinct génital,** étude sur l'Inversion sexuelle. Ouvrage traduit de l'allemand par les Drs Pactet et Romme, quatrième édition, 1 vol. in-8 raisin de XLVI-328 pages. Prix...   5 fr.

OBERSTEINER (Dr Heinrich), professeur à l'Université de Vienne. — **Anatomie des centres nerveux.** Guide pour l'étude de leur structure à l'état normal et pathologique. Traduit de l'allemand sur la 2e édition, par le Dr J.-X. Corgoenne. 1 vol. in-8 raisin, de 512 p., avec 184 fig.   18 fr.

Tours, imp. Deslis Frères, 6, rue Gambetta